EDICASE
Gestão de...

CB136541

Direção Geral
Joaquim Carqueijó

Gestão Administrativa Financeira
Elisiane Freitas

Gestão de Canais Impressos
Marco Marcondes e Vanusa Batista

Gestão de Canais Digitais
Clausilene Lima, Edilene Lima e Vanessa Santos

EDICASE publicações

Publisher
Joaquim Carqueijó

Coordenação de P.C.P.
Vanusa Batista

Coordenação Editorial
Matilde Freitas (MTB 67769/SP)

Chefe de Arte
Lais Magalhães | be.net/laismagalhaes8

Design
Julio Cesar Prava | be.net/juliocesarprava
Robson Araújo | be.net/robsonaraujo

Supervisão de Redação
Laleska Diniz

Assistente de Redação
Agnes Faria

Revisora
Gabriele Lisboa

Atendimento ao Leitor
Redação
atendimento@edicase.com.br

Vendas no Atacado
(11) 98265-0223
vanusa@edicase.com.br

Ervas de A a Z

A

Abeto - *Abeto alba* Miller:

Usado por pessoas com problemas das vias respiratórias, como bronquite, asma, resfriado e gripe. Não inalar, pois pode produzir irritação do sistema nervoso, sobretudo em crianças.

Abóbora - *Cucúrbita pepo*:

A cataplasma das folhas é indicada em casos de queimaduras, inflamações e dores de ouvido. Além disso, a abóbora é um excelente vermífugo, principalmente para crianças. É tônico para o cérebro e ajuda nas doenças do fígado, rins e intestinos. Contém grande quantidade de vitamina A, conserva a saúde da pele e das mucosas, evita infecções e ainda auxilia no crescimento das crianças.

Acelga - *Beta vulgaris* Var Cicla:

Ótimo laxante, emoliente, tônico estomacal e estimulante das funções cerebrais. Muito usada contra cálculos da vesícula e suas folhas são utilizadas como cataplasma em furúnculos e feridas. Quando misturada em partes iguais com o suco do agrião, combate os cálculos biliares (toma-se 1 copo em jejum).

Açafrão - *Crocus sativus*:

Combate a tosse causada pela bronquite crônica e melhora ansiedade e insônia. Indicado para hipocondria, melancolia, histeria, asma, coqueluche e doenças urinárias. Melhora das funções de muitas enzimas do fígado e vesícula biliar. Útil em casos de despigmentação da pele, como psoríase e alguma leucemia.

Agrião - *Nasturtium officinale – Roripa Nasturtium*:

Suas flores e folhas são eficazes em infusão para bronquite, depurativo, é diurético e, para febres, é de muita valia. O uso das folhas em saladas cruas combate a deficiência de vitamina C, anemia e alivia dores de dentes. É considerado uma das principais fontes de vitamina A, essencial para a boa visão e para manter a saúde da pele.

Aipo - *Aipum graveolens:*

A infusão das sementes ajuda na má digestão e eliminação dos gases. Muito usado em esgotamento ou depressão nervosa. Como alimento, é recomendado àqueles que sofrem de artrite, reumatismo e ácido úrico. "O aipo dá ânimo ao marido cansado".

Alcachofra - *Cynara scolymus:*

Aumenta a secreção biliar, prevenindo a formação de cálculos e, embora não dissolva os já existentes, diminui a cólica biliar. Diminui as taxas de colesterol devido à ação nas enzimas hepáticas. Auxilia nos regimes de emagrecimento, combate a anemia e é muito usada contra o raquitismo.

Alcaçuz - *Periandra Dulcis:*

É usado nas inflamações do ventre e das vias urinárias, em tosses, dispneia, catarros crônicos e congestão hepática. Produz, ainda, efeito laxativo e costuma-se dizer que o hábito de mastigar alcaçuz acaba com o vício do fumo. Egípcios e gregos o apreciavam pelo seu sabor suave e calmante.

Alcaparra - *Capparis spinosa:*

A casca e a raiz são excelentes diuréticos. As alcaparras contêm vitamina C, sais minerais (cálcio e magnésio), pigmentos, fibras vegetais, proteínas, carboidratos, etc. É benéfica para o sistema digestivo e ameniza as nevralgias, sobretudo a ciática.

Alecrim - *Rosmarinus officinalis:*

Costuma-se empregar suas folhas e flores no tratamento de asma, coqueluche, gripe, fraqueza e depressão. O uso externo também é bom para sarna, reumatismo muscular e dor de cabeça. Também é aconselhável para casos de cansaço no peito, tosses e catarro e alivia dores no período menstrual. É muito utilizado para aumentar o apetite infantil.

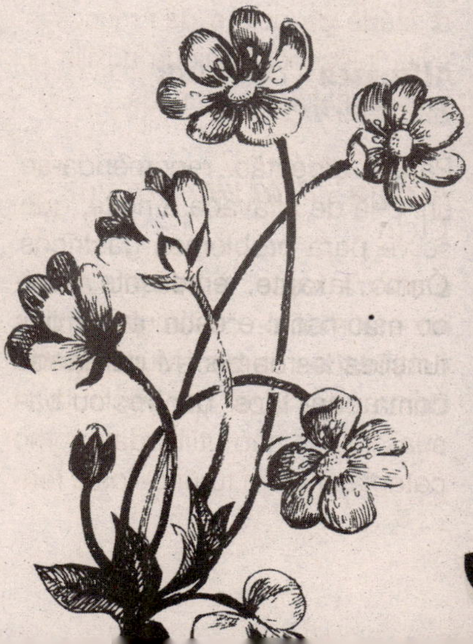

Alface - *Lactuca sativa:*

É utilizada como calmante e ajuda no rejuvenescimento. É eficiente contra a insônia, palpitações, reumatismo e conjuntivites. Rica em cálcio e fósforo, auxilia na formação dos ossos e dentes, ajuda na coagulação do sangue e na construção muscular. Além disso, o ferro contribui para a formação do sangue.

Alfafa - *Medicago sativa:*

Excelente suplemento alimentar, contém potássio, magnésio, minerais, fósforo e cálcio. Usado nos casos de hemorragias, revigorante nos casos de fadiga e alimentação insuficiente. A alfafa é indicada nos casos de anemia e deficiência em vitamina K e cálcio. Nesses casos, usa-se o chá e o suco das folhas. Excelente energético e reconstituinte do organismo.

Alfavaca - *Ocimum basilicum:*

Para a digestão, recomenda-se um chá de alfavaca à noite, que serve para problemas gástricos e contra tosse. A infusão ajuda no mau-hálito, cólica e vômito, debilidades da boca e garganta. Ótima para fazer banhos ou bafos para o tratamento de gripes e resfriados. As folhas amassadas também ajudam a cicatrizar e curar feridas.

Alfazema - *Lavandula officinalis:*

O chá das flores é muito usado no combate à dor de cabeça e a nevralgias. É indicada ainda nos casos de insônia, bronquite crônica, asma brônquica, astenia, vertigens, cólicas, flatulência, dispepsia, inapetência e nervosismo. O chá de alfazema alivia problemas digestivos e de mau hálito. Poderoso antisséptico, cicatrizante, estimula a circulação periférica, antidepressiva, sedativa e analgésica.

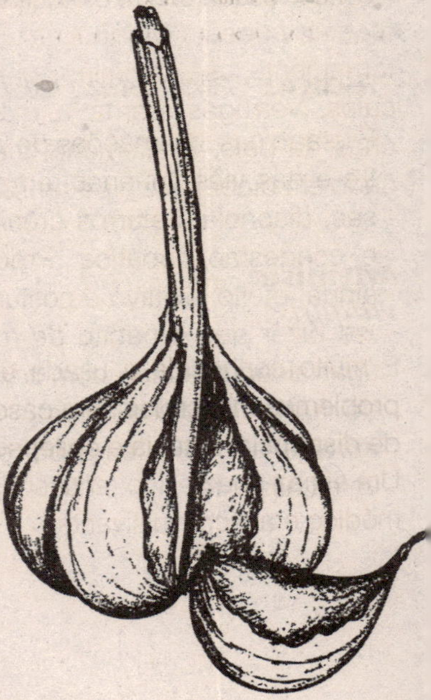

Algodoeiro - *Gossypium herbaceum Linné:*

O extrato vindo das sementes é ótimo contra a asma; já as folhas atuam contra catarros e diarreia, além de curar feridas e aliviar queimaduras. A casca da raiz ajuda no aumento do leite materno, reduz o volume do fluxo menstrual e controla a hemorragia pós-parto.

Alho - *Allium sativum:*

É um poderoso expectorante, diurético e alivia nas picadas de insetos. O chá é antiasmático, antirreumático, evita a formação de gases estomacais e intestinais e auxilia na cicatrização de úlceras gástricas. O óleo ameniza a insônia, tuberculose, resfriados, gripes e bronquites. Externamente, usa-se o alho contra calos, verrugas, sarna e manchas da pele. É altamente indicado em diabetes e hipertensão.

Artemísia - *Artemísia vulgaris* L.:

É muito conhecida e usada em problemas menstruais, em casos de dispepsia, astenia e epilepsia. Um eficaz analgésico, antiespasmódico e anticonvulsivante.

Ambrosia - *Ambrosia tenuifolia* L.:

Usado como calmante dos nervos, em casos de hemorragia nasal, erupções na pele, urticária, náuseas, indigestão, cãibras dos intestinos, infecções nos dedos e afecções hepáticas.

Amêndoa - *Prunus domestica:*

As amargas são ótimas para combater doenças do estômago e do aparelho urinário, tosses, bronquites, cálculos, e gonorreias. Já as amêndoas doces são laxantes, sendo que o óleo constitui um ótimo hidratante para as peles secas, combatendo também diversos tipos de eczemas. Por sua riqueza em ferro, a amêndoa pode ser vantajosamente incluída na alimentação dos anêmicos.

Amendoim - *Arachis hypogae:*

Famosíssimas pelos efeitos afrodisíacos, as sementes do amendoim são conhecidas pelas propriedades estimulantes e revigorantes. A infusão das folhas e frutos secos ajuda no resfriado, tosse e rouquidão. A polpa do fruto é ótima laxante. Melhora casos de afecções do ouvido, desordens do sangue e hemorroida.

Amor-perfeito - *Viola tricolor* L.:

Purifica o sangue, laxante, atua sobre as glândulas linfáticas e no funcionamento dos rins com retenção de líquidos. Usado nas palpitações do coração: para essas indicações, se usa o chá com 10 g de flores ou 20 g de folhas para um litro de água a ferver. Beber três a quatro xícaras por dia. Emprega-se contra o reumatismo, erupções biliares e herpes.

Andiroba - *Carapa guianensis:*

Semente amazônica que serve como repelente e como reconstituinte celular da derme, eliminando inflamações e dores superficiais. Tem ação purgativa na eliminação de vermes. O chá da casca das folhas é antitérmico e antirreumático. O óleo é usado em fricções para erisipela e reumatismo. Também tem propriedade cicatrizante e pode ser usado em luxações e contusões, massageando o local de forma relaxante.

Angélica - *Angélica silvestris:*

É útil nos casos de depressão, neurose e debilidade nervosa. Combate a falta de apetite e a enxaqueca. Fortalece o estômago, é tônica, depurativa e ajuda contra a febre, provocando o suor. Usada como repositor hormonal na menopausa. Utilizada contra acidez estomacal, asma, bexiga, bronquite, falta de apetite, gota, hipertensão arterial e insônia.

Anis - *Pimpinela anisum:*

As sementes de anis são muito boas para as crianças pequenas que sofrem de diarreia, porque facilitam a digestão. O azeite extraído das sementes de anis serve para matar piolhos e para acalmar cólicas. Muito utilizado para amenizar problemas respiratórios e sintomas da gripe. É um antisséptico, aromático, calmante, digestivo, diurético, estimulante, expectorante.

Aroeira – *Schinus aroeira Linné:*

Com a casca, combate a cistite, uretrite, tosses, bronquites, gripe, resfriados, febre e secreções. Sua resina é indicada para o tratamento de reumatismo; em banhos, é utilizada para combater úlceras malignas. Balsâmico e adstringente empregado nas doenças de vias urinárias, como cistite.

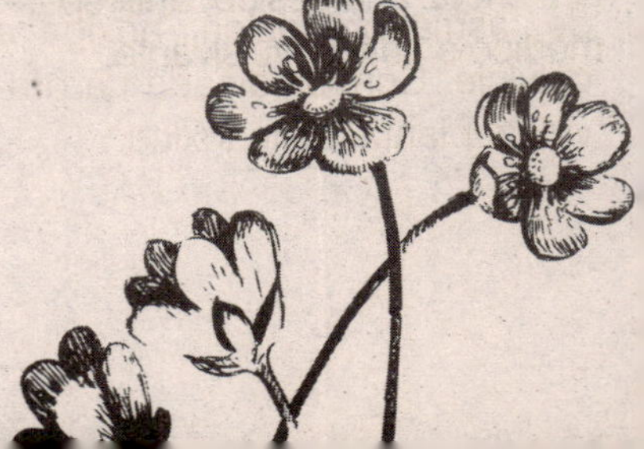

Arnica - *Arnica montana:*

O uso sobre o couro cabeludo favorece o crescimento dos cabelos. A tintura só deve ser aplicada externamente para ferimentos, contusão e queda. Sua pomada é usada para acne e furúnculos, mas é uma planta venenosa, que deve ser usada com certo cuidado. Muito usada também em casos de reumatismo, nevralgia, anemia, coqueluche, paralisia e hemorragia.

Arroz - *Oryza sativa:*

Decocção: colite, enterite e infecção intestinal. O arroz papado e colocado no local ameniza furúnculo, erisipela e manchas na pele. A água de arroz desinflama o tubo digestivo e melhora hemorroidas.

Arruda - *Ruta graveolens:*

A infusão das folhas ajuda contra os gases e nevralgias. Serve como vermífugo e é antirreumático. Decocção das folhas para lavagens: inflamação nos olhos e conjuntivite. É muito usada para combater piolhos e coceiras e nos casos de afecção dos rins, alterações menstruais, ansiedade, asma brônquica, bexiga e calvície. Contraindicada na gravidez, planta muito tóxica.

Aspargo - *Asparagus officin:*

É indicado nas doenças do fígado, do baço e estômago. Nos problemas do coração, combate a hipertrófia e acalma as palpitações. Acalma as pessoas nervosas e excitáveis, muito usado em caso de emagrecimento. Acelera o trabalho do intestino grosso, o que vai beneficiar os obesos e os doentes dos intestinos.

Aveia - *Avena sativa:*

Combate a astenia e hemorroidas, acalma dores reumáticas, dá brilho aos cabelos, estimula a energia física, psíquica e aumenta a capacidade de concentração. Auxilia em casos de arterioscleroses, atuando contra o acido úrico. A aveia é uma excelente fonte natural de vitaminas, proteínas e sais minerais. Reduz a atividade tireoidiana e constitui um tratamento complementar da diabetes, da esclerose e da hipertensão.

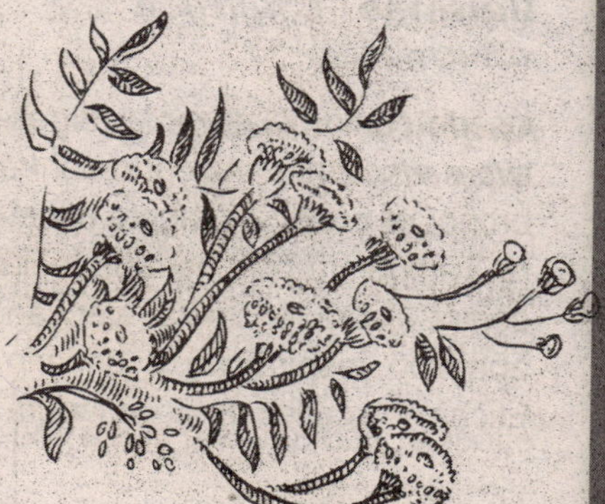

Avenca - *Adianthum capillus* Veneris:

É excelente para o apetite e para a boa digestão. Acaba com a caspa e queda de cabelos. Tida como eficaz no combate às afecções das vias respiratórias, tosse, bronquite, laringite, catarro pulmonar, rouquidão, tendo ação emoliente e efeito laxativo, age contra nevralgia e dores.

B

Babosa - *Aloe vera:*

Seu chá é um excelente laxante. O sumo é utilizado como anticaspa, cicatrizante, repelente, tônico estomacal e purgativo. Suas folhas e principalmente o suco dão bons resultados quando aplicados sobre queimaduras, erisipelas e inflamações. Evita, também, quedas capilares, e a polpa é empregada na cicatrização de feridas, além de regularizar o ciclo menstrual.

Bálsamo - *Cotyledon orbiculata:*

Usado como cicatrizante, digestivo e emoliente. Indicado contra bronquite crônica, diabete e frieira. Também usado para proteger contra úlcera, erisipela, afecção, aparelho respiratório e urinário. Eficaz nos casos de queimadura.

Bambu - *Bambusa vulgaris* Schr.:

Indicado para doenças como artrose, diarreia, doenças da pele (rizoma), disenteria, febre, gases, hemorragias, hemorroidas, osteoporose, paralisia, perturbações do estômago. Revitaliza as unhas, cabelos e cartilagens.

Bardana - *Arctium llappa:*

Combate o reumatismo, furúnculo, bronquite, cálculos da bexiga e biliar, prisão de ventre, queda de cabelo, anemia, artrite, bronquite crônica, caspa, catarro do estomago, catarro do intestino, comichão, feridas, fortificante, furunculoses, gastrite, hemorroidas, herpes simples, lepra e micose nas unhas.

Batata-Doce - *Ipomoea batatas:*

Indicada para ajudar a combater inflamações na boca e na garganta. É indicada também no tratamento da seborreia do couro cabeludo e em infecções das vias respiratórias.

Batata-Inglesa - *Solanum tuberosum:*

Usada nas vias urinárias, queimadura, tosse, reumatismo, úlcera, gota, ciática, luxação, edema inflamatório, hematoma, coqueluche, inflamação, ferida e picada de inseto. Rica em carboidratos, a batata é grande fonte de energia. O suco de batatas cruas ajuda a aliviar a existência excessiva de sucos gástricos.

Berinjela - *Solanum melongena:*

Reduz a ação de gorduras no fígado e diminui o colesterol, combate a inflamação dos rins e uretra e as enfermidades do estômago. Suas folhas servem para o preparo de cataplasmas para queimaduras, abscessos e herpes. Seu suco é utilizado na bexiga e uretra, sendo um grande diurético.

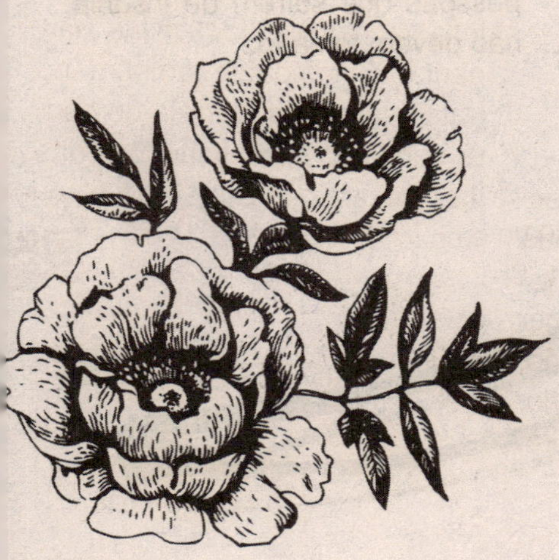

Beterraba - *Bera vulgaris:*

O suco cru é um tônico cardíaco, também aumenta a produção de bílis e sais biliares, facilita a contração da vesícula biliar, é laxante, digestivo, diminui e regula o colesterol e é antirreumático. A beterraba é muito recomendada para anêmicos por sua riqueza em ferro, para quem tem dentes fracos ou gengivas inflamadas. Limita o crescimento de tumores malignos e previne de problemas de próstata.

Bico-de-Papagaio - *Euphorbia coccinea* Willd:

O chá ajuda a amenizar dor de cabeça, diminui a febre e pode ser usado e casos de inflamações nas gengivas. É uma planta extremamente tóxica, mantenha longe das crianças.

Boldo - *Coleus barbatus:*

Tem ação na célula hepática, estimula a digestão, aumenta e modifica a secreção biliar, ajuda em afecções hepáticas e na litíase biliar. É utilizado no tratamento da icterícia, facilita a eliminação da ureia, combate a inapetência, ajuda a eliminar cálculos biliares, ameniza a insônia e melhora a ressaca alcoólica.

Boldo-do-Chile - *Peumus boldus:*

Contribui na eliminação de cálculos do fígado, eficaz na prisão de ventre, gases intestinais e digestão difícil. É muito usado contra febre. Existe também o boldo-do-brasil, forte calmante, é preciso moderação no uso. Muito usado na fadiga do fígado, distúrbios intestinais, hepatite e cólica.

Brócolis - *Brassica oleracea:*

Muito usado em casos de anemia, suas flores e folhas têm efeito laxativo, e por isso, é um excelente calmante. O caldo das flores combate as inflamações do tubo digestivo. É um vegetal muito rico em cálcio e ferro, minerais importantes para a formação e manutenção dos ossos. Para pessoas com carência de vitaminas A, C e E, o brócolis é muito útil.

C

Cabelo de Milho - *Zea mays:*

As sementes são altamente nutritivas. O chá é poderoso diurético, desinfetante das vias urinárias, inflamação da bexiga, nefrite e cistite. Indicado em distúrbios cardíacos e inchaço nas pernas (gravidez), pessoas com dificuldade em urinar devem evitar a infusão do cabelo de Milho.

Cacto - *Cereus grandiflorus Mill:*

Aconselhado no tratamento da dilatação do coração, pois melhora as funções cardiovasculares, indicado em casos de tabagismo. Tem grande efeito diurético.

Café - *Coffea arabica* L:

Um grande estimulante, mas pessoas que sofrem de insônia não devem tomá-lo.

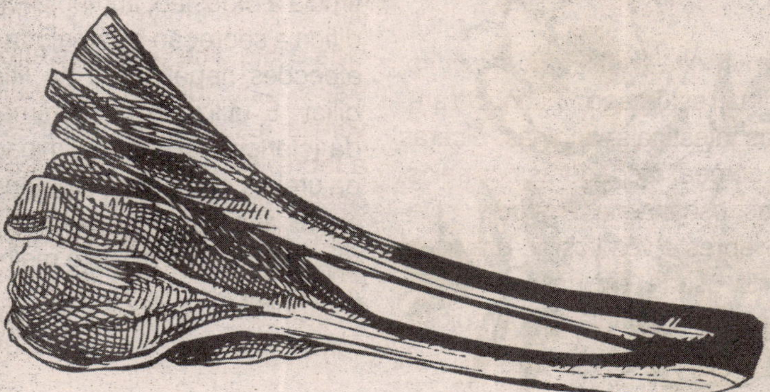

Calêndula - *Calêndula officinalis:*

Eficaz na luta contra avermelhamento de pele e muito usada na higiene do bebê. Aumenta a produção da bílis, usada no tratamento de feridas e ulcerações da pele e mucosas. O chá pode ser usado para qualquer tipo de inflamação do organismo (reumatismo, sinusite, faringite, etc.). É cicatrizante, o que torna útil em casos de úlceras do estômago.

Camomila - *Matricaria chamomilla:*

Sua infusão é eficiente contra a febre, cólicas, dispepsia, falta de apetite, infecções intestinais e diarreia infantil. As compressas e lavagens são usadas em caso de conjuntivite e inflamações nos olhos. Alivia as dores estomacais, intestinais, gastrite, úlceras, insônias, perturbações da menopausa e menstruação dolorosa.

Cana-de-Açúcar - *Saccharum officinarum:*

Bom contra o distúrbio dos rins, fadiga, estômago, insônia, parasitas intestinais, anginas, úlceras da córnea, rachaduras nos seios, aftas, escarlatina, erisipela, cólera, febres e vômitos da gravidez. Muito usada em casos avançados de pneumonia e tuberculose.

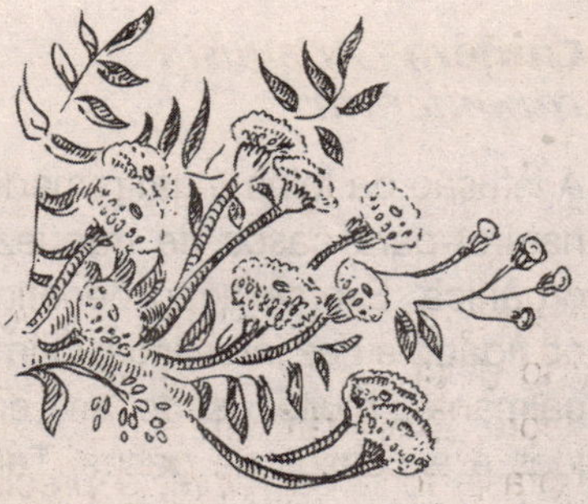

Cana-do-Brejo - *Costus spicatus* Swartz:

O talo da folha é um diurético fortíssimo e depurativo, elimina cálculos renais, ajuda na inflamação da uretra e leucorreia. É muito usado para picadas de insetos e também para quem sofre de diabete, coceiras vaginais, irritação da próstata e auxilia no tratamento das doenças venéreas. Um excelente cicatrizante; alivia as micoses, assaduras e alergias.

Canela - *Cinnamomum zeylanicum:*

O chá das cascas ou da folha para casos digestivos, carminativo, é um antirreumático. Conhecida como uma poderosa afrodisíaca. Indicada para diminuir o vômito, espasmo e até mesmo a febre. Ajuda na eliminação de gases intestinais e no combate à gripe. É também usada como estimulante. Esse poderoso laxante, ingerido com leite, é indicado como fortificante neuromuscular.

Cânfora - *Artemísia camphorata:*

A infusão da folha é um remédio natural para casos de fraqueza orgânica. Exerce ação benéfica no fígado e nos intestinos. Ótimo calmante, muito usado em enjoos e excessos de gases. Tem aplicações também nas hemorragias uterinas e como vermífugo. Usa-se o óleo ou álcool de cânfora para aliviar dores reumáticas e nevralgias. É usado também para diminuir a excitação sexual.

Capim-Limão - *Cymbopogon citratus:*

O seu uso torna seu sono tranquilo (indicado em casos de insônia), melhora o nervosismo, a ansiedade, ajuda contra o estresse e contra problema digestivo estomacal. Muito usado na limpeza dos dentes e gengivas, o chá das folhas é muito usado para combater os gases intestinais. Também pode ser usado como repelente de insetos. Alivia dor de cabeça, dor muscular, espasmo, febre, gases, reumatismo e os rins.

Capuchinha - *Tropaeolum majus* L.:

Muito usado por pessoas com problemas pulmonares, tosse, eczema, falta de apetite, problemas digestivos, psoríase e retenção de líquidos. Usado para fortalecer o cabelo evitar suas quedas e caspa, fortalecendo assim o couro cabeludo. Retira as impurezas no sangue ameniza a insônia e rejuvenesce a pele envelhecida.

Carqueja - *Baccharis trimera:*

Muito usada por pessoas com diabetes, boa para distúrbios do fígado, estômago, vesícula e intestino solto. Coadjuvante de regimes de emagrecimento. Indicada para a cura de chagas ulceradas de pele. Ajuda pessoa com má-circulação, enfermidades da bexiga, dos rins, do pâncreas e do baço. Muito eficiente em casos de impotência sexual masculina.

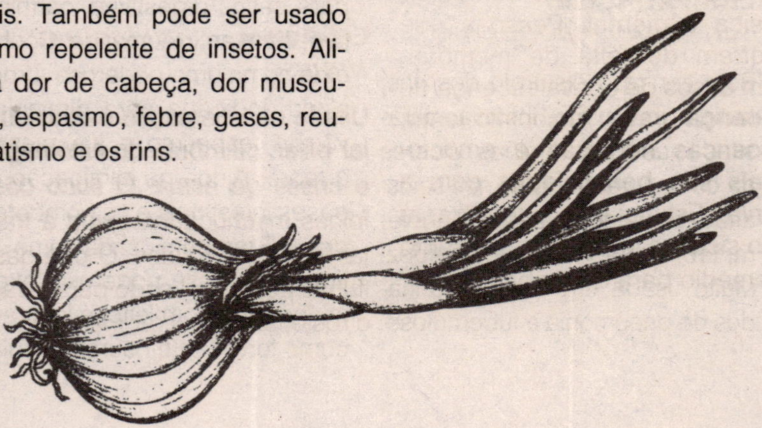

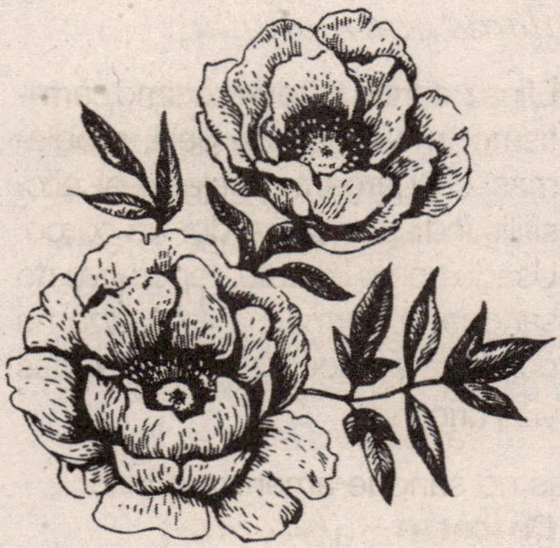

Castanha-do-pará - *Betholletia excelsa:*

Ajuda na diminuição do risco de doenças cardíacas. Evita a formação de radicais livres. Também pode ser utilizada como cicatrizante, usada no tratamento de hepatite, anemia e diabetes.

Catuaba - *Anemopaega mirandum:*

A casca é usada para impotência sexual e estresse acompanhado de sintomas de fadiga física e mental. Pessoas que sofrem de falta de memória, em casos de convalescença de doença grave, raciocínio lento, doenças nervosas e emocionais são beneficiadas com a erva. Estimulante e tonificante do sistema nervoso, é um santo remédio para o cérebro.

Cavalinha - *Equisetum arvense:*

Uma infusão mais forte aplicada com bandagens, ou mesmo um cataplasma da erva, aplicada em locais do corpo propensos à celulite, faz verdadeiras maravilhas. Útil em problemas ósseos, regula a menstruação e edema da próstata. Eficaz em tratamento de retenção e irritação das vias urinárias (rins e bexiga), anemias e hemorroidas.

Cebola - *Allium cepa:*

O uso externo combate hemorroidas, picadas de abelha, dores de origem reumática, calvície e uma dezena de outras doenças. É indicada para abrir o apetite, regulariza enfermidades do estômago e é ótima contra prisão de ventre. Misturada com mel, reestabelece o sistema respiratório, ajudando contra resfriados, gripes, tosse, bronquite e asma.

Celidônia - *Chelidonium majus:*

Usada na inflamação da vesicular biliar, câimbras do estômago e crises de asma. O suco das folhas machucadas ajuda a tratar verrugas e calos. O chá das folhas pode ser usado para lavar o rosto, a fim de tirar manchas.

Cenoura - *Daucus carota:*

Suas partes usadas são raiz e sementes. Quando usadas em cataplasma, são eficazes em casos de queimaduras, rouquidão e tosse. Rica em vitamina A, contribui para o bom estado da visão. Funciona como laxante, sendo que seu suco combate a prisão de ventre, favorece o bom funcionamento do fígado, purifica a bile, além de ser um bom remédio para enfermidade dos pulmões.

Chá de Bugre - *Cordia encalyculata:*

Previne ou reduz depósitos de celulite. Sua folha e talo são diuréticos. Muito usado por pessoa com o organismo debilitado. Mostra-se muito eficaz nos casos de gengivite e em casos de gota. Tônico cardíaco, também age contra inchaço das pernas, artrite, perda de albumina e evita formação de depósitos gordurosos (obesidade).

Chá-Preto - *Camellia sinensis* (L.) Kuntze:

Ele é altamente digestivo e diurético, indicado para dor de dente, eliminar gorduras, emagrecimento e doenças dos rins. Alivia os sintomas de depressão e dor de cabeça. É tônico, energético, estimulante dos nervos, músculos e cérebro e auxilia no tratamento de obesidade. É o chá mais consumido no mundo.

Chapéu de Couro - *Echinodorus macrophyllus:*

Eficaz contra o reumatismo, artritismo, moléstias da pele, problemas de garganta, colesterol alto, sífilis indisposição e dor no corpo. Usado como laxante depurativo do sangue, é normalmente usado no combate às doenças renais e das vias urinárias.

Chicória - *Chicorium endívia:*

É depurativa, bom laxante, rica em minerais, como cálcio, ferro, potássio e fósforo, por isso é eficaz contra anemia. Esta hortaliça limpa o fígado, estimula o baço e é recomendada para os problemas de visão em geral. A chicória ativa ainda a função biliar, quando a secreção da bile se mostra escassa. Como a cenoura, é indicada para problemas oculares e atua também na circulação.

Chuchu - *Sechium edule:*

É importante para o bom funcionamento dos intestinos. Indicado para quem tem a pressão arterial alta. Este alimento é muito importante, principalmente, na alimentação dos bebês, pois estes precisam de quantidades maiores de minerais para o seu desenvolvimento e fortalecimento. Além disso, o chuchu também ajuda a promover o crescimento, contribui para a saúde da pele e estimula o apetite.

Cipó-Cabeludo- *Mikania hirsutissima:*

Indicado contra bronquite, catarros, coqueluche, laringite, frieiras, rachaduras, coceiras na pele, escarros sanguíneos, gota, reumatismo, varizes, lesões cardíacas e ajuda na dilatação das veias. Indicado em cólicas menstruais, nefrites e inflamações da bexiga. Eliminador da albumina da urina e da inflamação dos rins.

Coentro - *Coriandro sativum:*

O poder curativo do chá serve para casos de atonia gastrointestinal, evita a formação de gases estomacais e intestinais. O chá tem efeito sedativo e é usado para acalmar e retirar metais pesados do organismo. Indicado para males do fígado e como sudorífico e antiespasmódico. Combate a febre. Compressas feitas com as suas folhas dão alívio a inflamações e dores nas juntas.

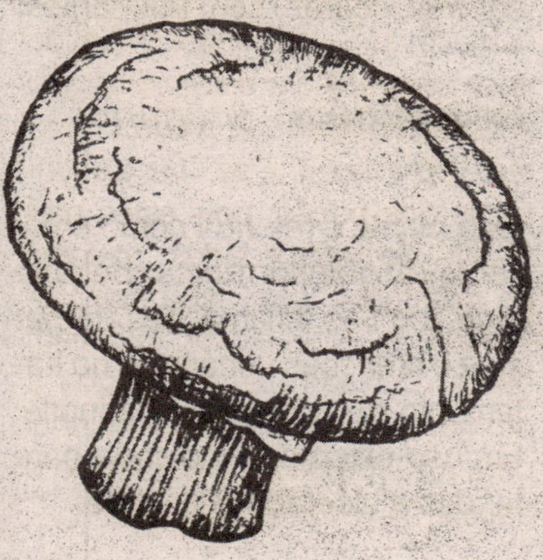

Cogumelo do Sol - *Agaricus sylvaticus* Shaeffer:

Aumenta as funções imunológicas, estimula a produção de novas células de defesa do organismo. Reduz a taxa de glicose no sangue (açúcar). Auxilia no controle da pressão arterial, do colesterol e da arteriosclerose.

Couve - *Brassica oleracea:*

É usada contra anemia, úlcera gástrica, bronquite e reumatismo, sendo para isso ingerida em forma de suco. Diurética e cicatrizante, esta hortaliça é um ótimo remineralizante para o organismo, é laxante pela sua grande quantidade em fibras e boa para a asma e bronquite e todo o sistema respiratório.

Couve-Flor - *Brassica oleraceae* Var Botrytis L.:

Rica em cálcio e fortalece os ossos, indicada contra fraqueza em geral. Eficaz fortificante infantil e neutralizante da acidez estomacal. Muito rica em vitamina A, é recomendada nos casos de desnutrição, debilidade geral e convalescença. É indicada também contra a prisão de ventre.

Cravo-da-índia - *Eugenia caryophyllata:*

Tanto o chá e pó são bons para digestão e excelentes afrodisíacos. Ajuda na bronquite, gripe, tosse e resfriado e menstruação. Seu óleo, aplicado diretamente acalma a dor de dente muito usado para abrir o apetite das crianças. É também eficaz no combate à acne. Ainda na forma de pomadas e cremes, alivia a coceira e o inchaço das picadas de inseto.

Crista de Galo - *Colosia argêntea:*

A flor e o óleo extraído das sementes combatem hemorragias, blenorragias e também diarreias. O chá desta flor ou de suas folhas alivia as dores de cabeça, cura aftas, regula os intestinos, combate a insônia, prisão de ventre. É analgésico.

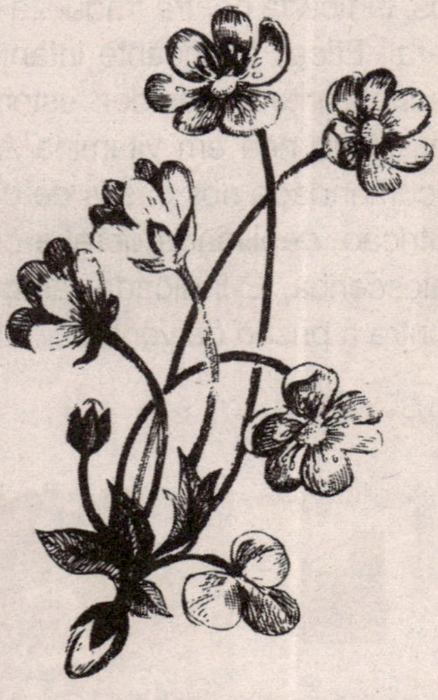

D

Damiana - *Turnera aphrodisiaca:*

Usado em casos de alcoolismo, anorexia, asma, bronquite, catarro renal, cístico, convalescência, desordem respiratória, depressão, diabete, diarreia, dispepsia, disenteria, doenças dos rins e bexiga, doenças venéreas, dor de cabeça, dor de estômago, impotência sexual, infecção intestino, malária, problemas de visão, rinite, sífilis e vesícula.

Dente-de-Leão - *Taraxacum officinale:*

Desintoxicante suave do fígado, usar contra a hepatite, inclusive cirrose, no início. Tônico hepático, diurético e depurativo do sangue, age no fígado e nos rins, é indicado para diabéticos. Fortifica os nervos, mas sua ingestão diária não pode ultrapassar três xícaras, sem adoçantes.

Douradinha - *Palicourea rígida:*

Esta planta é referida como emoliente, antiblenorrágica, potente diurético nas inflamações da bexiga e afecções urinárias e no tratamento de bronquite e laringite. Em uso externo, é indicada para feridas e ulcerações da pele.

E

Embaúba - *Cecropia peltata:*

É medicinalmente usada nas afecções do trato respiratório. Aumenta a energia do músculo cardíaco sem multiplicar os batimentos do coração. O suco obtido da raiz é um poderoso diurético. Suas folhas e frutos são usados no tratamento da diabete, sendo úteis também contra a tosse e bronquite. Não fazer uso contínuo.

Erva-Doce - *Pimpinella anisum:*

O chá das sementes é: carminativo, estomacal, estimulante gastrintestinal e diurético. É eficiente na diarreia palpitação, dor de cabeça, bronquite e vômito. Eficaz para combater a cólica menstrual e gases intestinais, também é expectorante. O infuso das sementes facilita a digestão, acalma excitação nervosa e insônia.

Erva-Cidreira - *Lippia alba:*

O chá relaxa o sistema nervoso: induz ao sono e permite o controle das emoções. Ajuda na cólica (dor de barriga), espasmo e gases. Possui propriedades digestivas. Indicada em taquicardia, histerismo e depressão. O mirceno é o responsável pelo seu papel analgésico, no alívio de dores e da pressão alta.

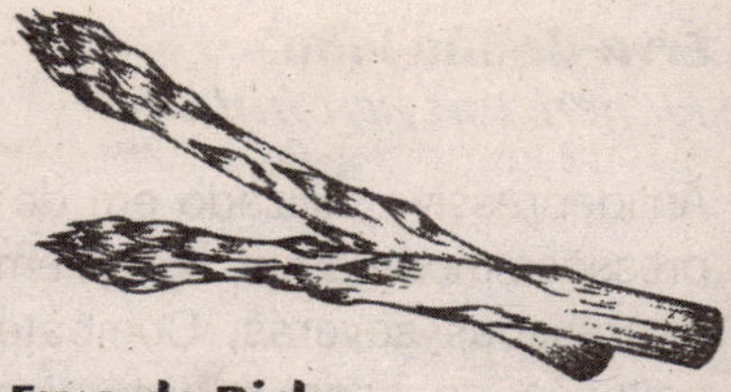

Erva-de-Bicho - *Polygonum acre:*

Combate hemorroidas, reumatismo, artrite e disenteria, e, também, expulsa vermes é cicatrizante. Cuidado: como também possui propriedades abortivas, não deve ser usada por mulheres grávidas. Tem efeito circulatório, contra as varizes. Melhora o desempenho cerebral e o raciocínio.

Erva-de-Passarinho - *Struthanthus flexicaulis:*

Muito usada em casos de afecção respiratórias, bronquite, doenças do útero, tosses, hipertensão, dor no peito, hemorragia, pneumonia, e pontadas.

Erva-de-Santa-Maria – *Chenopodium ambrosioides:*

As folhas e flores secas afugentam insetos caseiros. Seu sumo é um excelente vermífugo. Sua infusão e tintura aliviam: bronquite e tosse; é um diurético calmante. Cura indigestão, hemorroidas, varizes, facilita a menstruação, a circulação e combate as doenças nervosas.

Erva-de-São-João - *Hypericum perforatum:*

Antidepressivo utilizado em depressões moderadas, nunca em depressões severas. Combate agitação do sono e distúrbios nervosos. Antifebril, muito eficiente contra dores de estômago, cólicas e gases. Útil nas cólicas e nas diarreias dolorosas.

Erva-Mate - *Ilex paraguayensis:*

Indicada como estimulante dos nervos, excitante do tubo digestivo, eficaz no combate às afecções dos rins e bexiga, reumatismo, moléstias venéreas, ativador do pâncreas, dispepsias. De ação laxativa, estimula a atividade cerebral, combate o cansaço e a obesidade. As folhas são usadas por infusão.

Erva-Moura - *Solanum Nigrum* L.:

Utilizada para aliviar o prurido da vulva ou do ânus e para acalmar a coceira no caso de sarna, úlceras dolorosas, tumores inflamatórios, furúnculos e queimaduras, herpes ou outro tipo de erupções. É um ótimo laxante, cicatrizante e calmante.

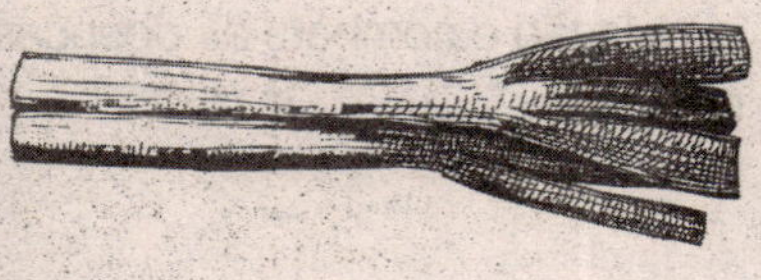

Espinafre - *Spinacia oleracea:*

Rica fonte de ferro, além de vitaminas do complexo B. Indicada para casos de pressão arterial alta, é tônico, diurético e laxante. Além de ser indicado para pessoas anêmicas e desnutridas, o espinafre também é recomendado para corrigir o excesso de ácido no organismo. É bom para os sedentários, pois combate a pressão arterial alta, arteriosclerose e artrites.

Eucalipto - *Eucalyptus globulus:*

A casca da árvore e o chá das folhas são: antissépticos, anticatarrais e antiasmáticos, combatendo a gripe, resfriado, tosse; estomatite, faringite e cistites. Seu óleo ameniza a asma e a bronquite e ajuda como cicatrizante. É indicado para uso em inalações, em problemas pulmonares como bronquite, asma e inflamações da garganta.

F

Feijão - *Phaseolus vulgaris* L.:

Rico em ferro, cálcio e fosfato de potássio, é um ótimo anti-reumático. Combate a anemia, dor ciática, nevralgia, diabete e edema. Muito usado nos casos de desnutrição, repondo as energias necessárias ao organismo.

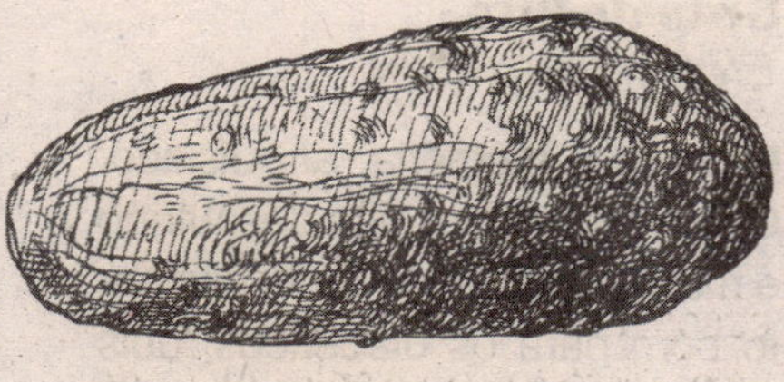

Figueira - *Ficus carica:*

Indicado em casos de prisão de ventre, esgotamento físico, faringite, bronquite, esgotamento físico e tosse. Para uso externo, combate feridas infectadas, furúnculos e problemas dentários.

Funcho - *Foeniculum vulgare* Mill:

Indicado no uso contra a azia, bronquite, câimbra, cólica, cólica por gases, conjuntivite, diarreia, dispepsia, distúrbio urinário, dor muscular e reumática, espasmo, estômago, fígado, gases, gripe, inflamação, mal dos rins, menstruação irregular, problema ocular, tosse e vômito.

G

Garra do Diabo – *Hapargophytum* Procubens:

Possui ação anti-inflamatória indicada contra os casos de reumatismo, artrite e gota, aliviando as dores das articulações. Como estimulante do sistema linfático, favorece a eliminação tóxica e os mecanismos de defesa do organismo.

Gengibre - *Zingiber officinalis:*

Estimula o apetite, detendo ainda virtudes expectorantes. O chá combate tosses, bronquites, resfriados, asma, rouquidão e catarros crônicos. Além disso, combate dores espasmódicas. Estimulante gastrintestinal, é ainda um bom anti-inflamatório que apresenta resultados contra o reumatismo e artrites.

Gergelim - *Sesamum Indicum* L.:

Ajuda a combater o esgotamento nervoso e mental. Ameniza o estresse, ajuda na perda de memória, ameniza a depressão. Previne o enfarto do miocárdio e a trombose arterial, é um excelente complemento nutritivo.

Ginseng - *Panax ginseng:*

Os preparados à base da raiz fortalecem o coração, o aparelho circulatório e o sistema nervoso, além da memória. Auxilia, ainda, nos casos de esgotamento e indisposição. Fornece energia aos idosos e os reabastece de energia sexual (afrodisíaco). Combate o estresse, ajuda a reduzir a próstata e elimina o reumatismo.

Ginseng-brasileiro - *Pfaffia glomerata:*

Ajuda contra hemorroida, arteriosclerose, varizes, esgotamento, dor, inflamação, febre, tumor, é cicatrizante, estimulante do sistema linfático, rejuvenescedor, revitalizante, tônico, aumenta a força muscular, ajuda na circulação, estresse, anemia, colesterol.

Girassol - *Helianthus annuus:*

A tintura das folhas é boa para: febre, malária, resfriado, estomatite. A infusão das sementes inibe a excitação nervosa. O uso externo da tintura ajuda em: chagas, contusões e feridas e é utilizada para casos de febre malárica e de origem pulmonar. Sua semente produz óleo rico em gorduras poliinsaturadas, recomendada aos que precisam evitar o colesterol.

Grama - *Agropyrum repens* L.:

Combate cálculos urinários, gota, celulite, febre, cistite, artritismo, uretrite, resfriados e gripes. Altamente diurético, antisséptico, anti-inflamatório, depurativo e emoliente.

Grão-de-Bico - *Cicer arientinum:*

Melhora a memória, afrodisíaco. Ótimo para quem está desnutrido é muito estimulante. É um alimento bom para os diabéticos, pois sua fibra solúvel controla as taxas de açúcar no sangue, diminui a taxa de colesterol, ajuda no combate a anemia e evita a hipertensão arterial. Auxilia no funcionamento do intestino.

Guaco - *Mikania guaco:*

Tem propriedades diuréticas, usado como expectorante, antirreumático e depurativo. Fornece um chá perfumado e muito útil em casos de tosse e catarros. O uso prolongado predispõe a acidentes hemorrágicos.

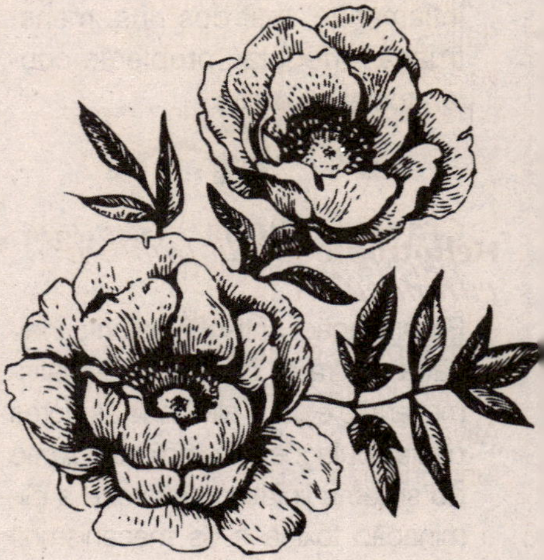

Guaraná - *Paullinia cupana:*

É revigorante, antidepressivo, estimula as funções cerebrais, favorecendo a atividade intelectual e combate a enxaqueca. Elimina a diarreia, evita a formação de gases intestinais. Um extraordinário estimulante, que dá energia física ao organismo. Contém muita cafeína. Indicado para casos de esgotamento físico, muita atividade intelectual e é afrodisíaco.

Guiné - *Petiveria tetrandra:*

Combate enxaqueca, paralisia, reumatismo, artrite e hidropisia. Usado como analgésico e antirreumático. Cuidado: não deve ser usado por grávidas.

H

Hamamélis - *Hamamelis virginiana:*

Tônico venoso, hemostático, sedativo ocular. É indicado para varizes, flebites, pernas cansadas e hemorroidas. Combate dermatites, eczemas, pele seca e rugas.

Heliotrópio - *Heliotropium europaeum* L.:

Antisséptico, cicatrizante e febrífugo. Desinfeta e cicatriza as feridas. Ativa a menstruação e estimula o funcionamento da vesícula biliar.

Hortelã - *Monarda punctata:*

O chá de hortelã é famoso no combate às cólicas nervosas, hepáticas e intestinais, bom contra a asma, tosse e catarro crônico. Combate, ainda, os vermes intestinais infantis. A infusão de hortelã com óleo de oliva alivia queimaduras e descongestiona as vias respiratórias.

I

Inhame - *Colacasia esculenta* L. Schott:

É um dos alimentos medicinais mais fantásticos que se conhece, pois faz todas as impurezas do sangue saírem através da pele, dos rins e dos intestinos, fortalecendo também o sistema imunológico. Nas mulheres, aumenta a fertilidade. É um alimento regulador, energético e desintoxicante. O inhame cru é um poderoso antianêmico e, mesmo cozido, conserva muito de seu poder curativo.

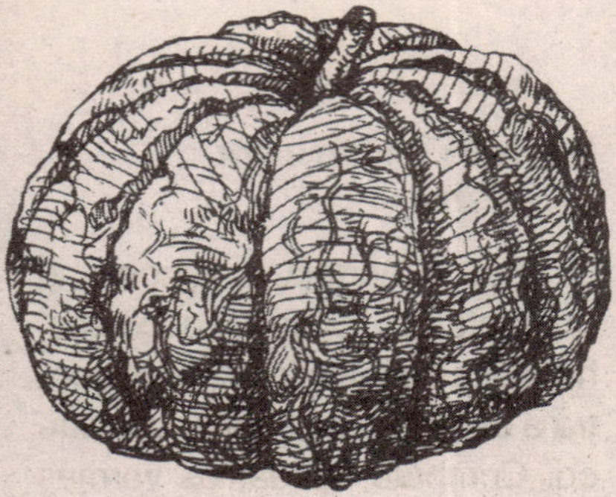

Ipê-Roxo - *Tebebuia avellanedae:*

É usado como analgésico e como auxiliar no tratamento de doenças estomacais e da pele. Sua casca tem um poder curativo fantástico. Combate úlceras pépticas, e diabetes. É usado para combater afecções cutâneas.

J

Jaborandi - *Pilocarpus jaborandi:*

Suas folhas são usadas para afecções reumáticas, artrites, gota, estimulam a transpiração, hipertensão arterial, glaucoma, antiqueda de cabelo e estimulante do crescimento capilar. É um bom antitérmico. Também indicado no tratamento de doenças do aparelho respiratório. Usa-se também na caxumba, edema pulmonar, hemorragia e irritação brônquica.

Jasmim - *Jasminum gransiflorum:*

Afrodisíaco, antidepressivo, diurético estimulante do chacra sexual, usado para ansiedade, tristeza, falta de confiança, depressão e depressão pós-parto. Ameniza o calor da menopausa, regulariza a circulação sanguínea. Usado em desmaio, vertigem e falta de ar. Ótimo colírio contra inflamações nos olhos, indicado como xarope contra tosse e gripe.

Jatobá - *Hymenaea courbaril:*

Eficiente contra a retenção de urina, diarreia, disenteria, cólicas por gases, bronquite, asma, tosse, coqueluche, laringite, dor de barriga e má digestão. Serve como fortificante e é o maior inimigo contra problema de hemorroidas. Eficaz contra fraqueza geral, é balsâmico e vermífugo.

Jenipapo - *Genipa americana* L.:

O chá da raiz tem efeito purgativo. A casca, em decocção, é útil contra úlceras. As sementes moídas provocam vômito. O suco da fruta é diurético. Usado em doença venérea, como sífilis, ameniza doenças como a amidalite, anemia, asma e faringite.

Jequitibá - *Cariniana legalis:*

Usa-se a casca do jequitibá para diarreia, muito usado nas afecções da boca, amidalites, anginas, faringite, laringites e amidalites, sendo recomendado para as inflamações das mucosas. Utilizado em gargarejo.

Jiló - *Solanum gilo:*

É uma hortaliça que contém quantidades apreciáveis de sais minerais como cálcio, fósforo e ferro, além das vitaminas B5 e C. Ajuda na formação de ossos e dentes e evita problemas no sistema nervoso. Combate colesterol e diabetes, melhorando os problemas hepáticos.

Jurubeba - *Solanum paniculatum:*

O seu suco é diurético, febrífugo e tônico, usado contra catarros, inflamações do baço e icterícias, erisipelas, tumores, abscessos internos, hepatites e obstruções hepáticas. Recomenda-se utilizar, juntos, raiz e folhas. O chá toma-se para combater catarros na bexiga e o amarelão. Seu uso externo é em feridas e a infusão da raiz combate a hepatite.

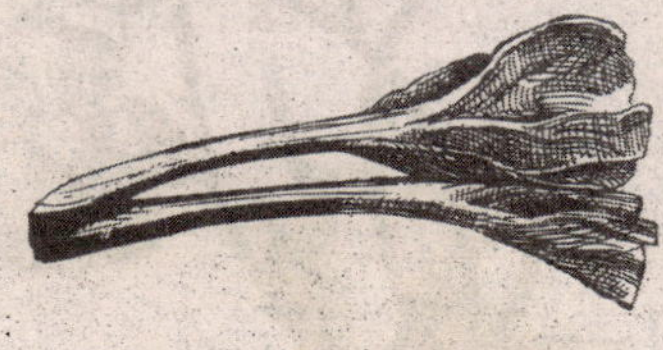

L

Língua de vaca - *Plantago major:*

No caso de uma ferida, alivia a dor, combate a inflamação e ajuda a cicatrizar. Tem ação tonificante indicada na blenorragia, catarro pulmonar, erupções cutâneas de origem sifilítica e tosse. Externamente, é um bom remédio para lavar úlceras e tumores.

Linho - *Linum usitatissimum* L.:

Laxante e emoliente. Indicações: Para prisão de ventre crônica, gastrite, úlcera duodenal, inflamações inflamatórias e urinárias.

Lírio - *Lillium spp:*

O chá é ótimo para acalmar, tônico para os nervos e nutritivo. Elimina vermes intestinais, ajuda em doença respiratória e disfunção da bexiga. Ativa a musculatura brônquica e, por isso, seu uso contra asma, bronquites catarrais e coqueluche.

Lótus - *Nelumbo nucifera:*

É afrodisíaco, excelente calmante, provoca o fechamento dos poros (adstringente). Ajuda nas doenças respiratórias como rinite, laringite, tosse e catarro pulmonar, eliminando as secreções. Ameniza a diarreia e cólera.

Louro - *Laurus nobilis:*

Santo remédio contra má digestão, ressaca alcoólica e doenças de fígado e estômago. Alivia cólicas menstruais, ajuda a curar afecções da pele e do ouvido, estimula a digestão e o apetite, atua contra o cansaço, bronquite, reumatismo. Fosfórico, contribui para um sono tranquilo.

Lúpulo - *Humulus lupulus:*

Sedativa, digestiva e aperitiva. Muito conhecido o chá de lúpulo para favorecer o sono. É útil (uso interno) em casos de enxaqueca. Aplica-se também em casos de digestão difíceis, infusão e/ou compressas. As flores femininas da plantas são utilizadas na fabricação da cerveja.

M

Macelinha - *Egletes viscosa:*

Reguladora das funções intestinais, anti-inflamatória, antisséptica, analgésica e sedativa. Acalma e favorece o sono, eliminando a insônia.

Malva - *Malva sylvestris:*

Bochechos de malva melhoram as inflamações na boca, gengiva e garganta. A cataplasma das folhas é usada contra: artrite; gota; abscessos; dores de dentes. O banho de flores e folhas ameniza o nervosismo. Na medicina caseira, seu chá é usado para equilibrar o intestino. Indicada no tratamento de trombose, derrames e outros tipos de paralisias.

Mamona - *Ricinus communis:*

O óleo fortalece os cabelos; melhora as queimaduras e frieiras; poderoso purgativo na prisão de ventre. O banho com decocção das folhas acalma a dor das hemorroidas. O óleo de sua semente é poderoso purgativo e combate vermes intestinais, conhecido como óleo de rícino. Só seu óleo deve ser usado e em doses muito reduzidas, porque é venenoso.

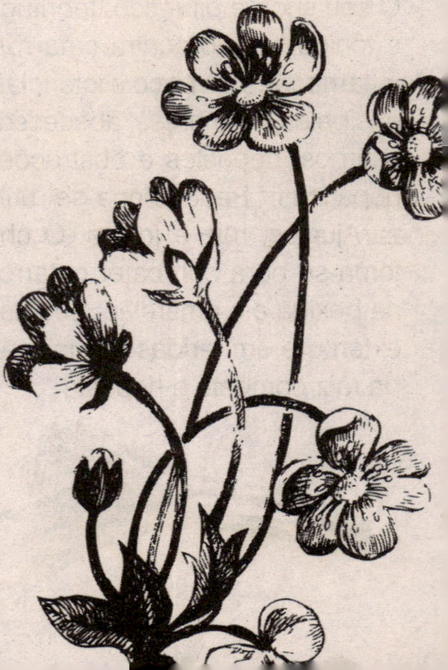

Mandioca - *Manihot esculenta* Crantz:

É muito importante para o organismo, pois evita problemas de pele, do aparelho digestivo e do sistema nervoso. Também estimulante do apetite (em virtude da vitamina B2), pois é rica em vitamina B. A mandioca é um alimento altamente energético.

Manjericão - *Ocimum minimum:*

O chá das folhas é excitante, estimulante digestivo, evita a formação de gases, antifebril, diurético e antirreumático. Seu chá quente é ótimo contra atrasos do ciclo menstrual. Pode também ser misturado à água do banho contra estresse. Ele aumenta o apetite, tende a aumentar o leite nas mães, melhora a circulação sanguínea e elimina dores.

Mastruço - *Lepidium pseudodidynum Thell.:*

Suas folhas são aplicadas em cataplasma na face para combater a sinusite, são diuréticas, expectorantes e úteis para a cura de bronquite crônicas, laringites e tosse.

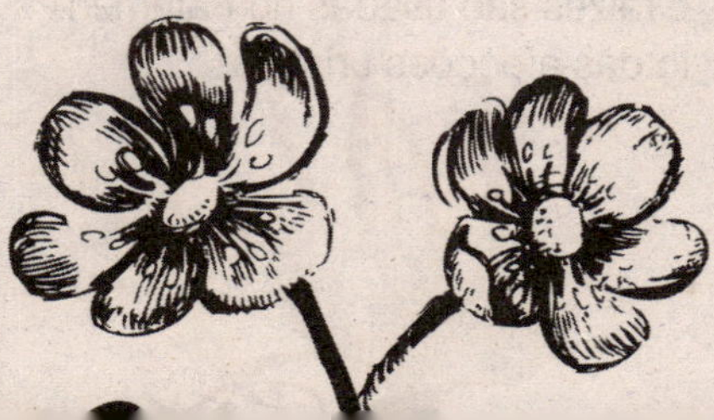

Melissa - *Melissa officinalis:*

Goza de uma reputação como excelente calmante das insônias, histerias, crises nervosas e atua no aparelho gástrico como carminativo. Combate as cólicas intestinais, facilita menstruação, combate caxumba, é boa para a digestão, é usada para diminuir gases e estimula a transpiração. Acalma e seda.

Mil-folhas - *Achillea millefolium:*

Usada para as dores de dente; hemorragia, reumatismo, diarreia e gases. Externamente, é usada em produtos para pele oleosa e acneica. O chá é estimulante, bom para baixar febre, aliviar dores, varizes, insônia, pressão alta, má circulação, regula e induz à menstruação, bem como serve para males do estômago e fígado.

Milho - *Zea mays:*

Indicado nas febres, inflamações da bexiga, problemas cardíacos e gota. Na homeopatia, é usado no tratamento da cistite, areia e sangue na urina e cálculos renais. Rico em vitamina B1 (tiamina), ajuda na regularização do sistema nervoso e aumenta a potência sexual.

N

Nabo - *Brassica napius:*

Contra as inflamações crônicas intestinais, deve-se usar a raiz do nabo em forma de caldo ou sopa. É uma verdura alcalina que ajuda a vencer os efeitos dos alimentos ácidos que comemos. É rico em celulose, que estimula a ação dos intestinos. O nabo é indicado para combater a gripe e doenças dos brônquios. O chá de suas folhas e até o da raiz fortalecem os ossos, agindo também como diuréticos.

Nogueira-do-Japão - *Gingko biloba:*

A raiz mascada defende-nos do resfriado, tosse, inflamações pulmonares; estomatite, prisão de ventre, úlceras gástricas, inflamações urinárias, distúrbios nervosos e fadiga. Tem ação preventiva e curativa na oxidação das células e no envelhecimento. Estimulante da circulação, indicado ainda contra micro-varizes, artrite e cansaço nas pernas.

Noz - *Cola acuminata:*

O suco das raízes de nogueira tem efeito diurético e laxativo, enquanto as folhas são adstringentes, vermífugas, febrífugas e fortificantes dos músculos e ossos. A casca da raiz serve para provocar o vômito, e a própria casca da noz constitui um tônico estimulante.

O

Oliveira - *Olea europaea:*

O óleo é eficaz em inflamações do estômago e intestinos. É um anti-inflamatório que ajuda a estimular o apetite das crianças. Seu chá ajuda a baixar a pressão.

Orégano - *Origanum vulgare:*

Ótimo tempero na cozinha brasileira. É, ainda, estimulante das funções gástricas e biliares, sedativo e expectorante. É usado para resfriados e dores de garganta e sua infusão alivia cólicas. O chá de orégano é indicado no tratamento de tosse, dor de cabeça de origem nervosa e irritação.

P

Pata-de-Vaca - *Bauhinia fortificata:*

É uma planta antidiabética, permitindo um regime alimentar menos rigoroso para os que sofrem dessa doença. Ótimo calmante (estados nervosos), catarro, colesterol, diabete melitus II (para o pâncreas produzir mais insulina), impede o aparecimento de açúcar na urina. Suas folhas, cascas e raízes são usadas no tratamento das afecções urinárias.

Pau-Brasil - *Caesalpinia echin:*

As cascas, em decocções, combatem disenterias e diarreias. O pó, misturado com outras ervas, fortalece as gengivas.

Pepino - *Cucumis sativus:*

Neutraliza a acidez estomacal, tonifica o fígado e os rins. O pepino é recomendado para pessoas que sofrem de gota, reumatismo, artrites, problemas renais e do coração. Também faz muito bem para o fígado, vesícula, pele, cabelos e unhas, regula a pressão arterial, é calmante e diurético.

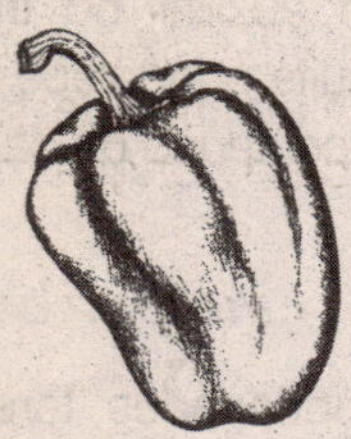

Pimentão - *Capsicum annuum:*

É uma boa fonte de vitamina C, dá resistência aos vasos sanguíneos, evita fragilidade dos ossos e má formação dos dentes, bom remédio contra hemorroidas e age contra infecções. O consumo é indicado para fortalecimento da pele, das unhas e do cabelo. Sua ingestão também é benéfica para a desinfecção da mucosa bucal e gástrica, destruindo os germes intestinais sem prejudicar a flora bacteriana normal.

Pimenta-do-Reino - *Piper nigrum:*

Na homeopatia, é indicada nos casos de inflamações oculares, eczema nos lábios, amidalites, dificuldades de urinar, prisão de ventre, blenorragias e palpitações. Além de ativar a digestão e o metabolismo, a pimenta estimula a circulação, limpa as vias aéreas.

Pimenta-Malagueta - *Capsicum frutescens:*

Além de ativar a digestão e o metabolismo, a pimenta estimula a circulação, limpa as artérias. Usada nas hidropisias, diarreia, gota e dores de dentes.

Piteira - *Agave americana* L.:

Indicado em casos de edemas, retenção de líquidos, icterícia, hepatite e externamente é usado como cicatrizante (usa-se em compressas sobre lesões e feridas da pele). Altamente diurética, depurativa e cicatrizante.

Poejo - *Mentha pulegium:*

Broncodilatador natural para bronquite, asma, tosse, rouquidão, afecções gástricas, digestivo e evita a formação de gases intestinais. É muito eficiente como repelente de insetos e no tratamento a picadas de mosquitos e pulgas.

Porangaba - *Cordia encalyculata:*

É tida como excelente diurético. Previne e reduz depósito de gordura e celulite. Utilizar sob forma de chás. Atua no combate à obesidade ajudando a diminuir a barriga.

Pulsatila - *Pulsatila vulgaris:*

Ameniza a insônia, cólicas digestivas, regula o ciclo menstrual e estimula a atividade ovariana. É indicada, também, para combater as dores nevrálgicas, é expectorante, emética e sudorípara.

Q

Quássia - *Quassia amara* L.:

Um tônico estomacal, febrífugo, vermífugo, digestivo e aperitivo. Sua casca é usada para amenizar problemas digestivos. Muito útil também em casos de debilidade digestivas por problemas nervosos. É um fortificante do estômago muito eficaz.

Quebra-Pedra - *Phyllanthus niruri:*

Diurético, anti-infeccioso das vias urinárias e cálculos renais; contra dores lombares, dores do quadril e corrimentos genitais. Obteve sucesso em testes contra a hepatite tipo B. Dissolve cálculos renais, promove a desobstrução da uretra e a eliminação do ácido úrico.

Quiabo - *Hibiscus esculentus:*

Favorece os órgãos digestivos, intestinais, renais e urinários. Usado como auxiliar no tratamento da bronquite e fortalece os ossos pelo seu conteúdo de cálcio.

Quina - *Cinchona calysaia:*

Suas propriedades terapêuticas estimulam as funções intestinais, gástricas e hepáticas. Usada como tonificante, adstringente e cicatrizante.

R

Rabanete - *Raphanus sativus:*

Usado como vermífugo, antibiótico, peitoral e estimulante das funções cerebrais. Facilita a digestão, as infecções da vesícula biliar, previne a formação de cálculos renais.

Repolho - *Brassica oleracea capitata:*

Indicado para pessoas enfraquecidas e anêmicas. Possui alto teor de ferro e ajuda no processo de emagrecimento.

Rubim - *Leonotis nepetaefolia:*

É expectorante, cicatrizante, diurético e vermífugo. Muito usado em forma de chá para lavar feridas e emplastos socados das folhas cruas para cicatrização. Auxilia no tratamento de distúrbios cardíacos.

S

Sabugueiro - *Sambucus nigra:*

O chá das flores é: antiespasmódico, purgante e contra o sarampo. O chá da casca e das folhas é eficaz na obesidade, bom nos processos gripais, resfriado, tosse, sarampo e caxumba. Elimina o ácido úrico, cálculos renais e toxinas do sangue.

Saião - *Kalanchoe brasiliensis:*

Emprega-se o suco das folhas, topicamente, contra aftas, calos, erisipelas, feridas, frieiras, picadas de insetos, queimaduras, tumores, úlceras, verrugas. Tem sido utilizado contra a tuberculose pulmonar o suco ou um xarope obtido desta planta.

Salsaparrilha - *Smilax áspera:*

É utilizada como diurético, sudorífico, depurativo e tonificante. Sua raiz é muito indicada para combater o reumatismo e a artrite. É usada tanto para uso interno como para lavar eczemas. Cuidado: em doses elevadas, produz náuseas.

Salsa Hortense - *Petroselium sativum:*

Usa-se a planta toda, por infusão, no combate à cistite, nefrite, inflamação da uretra, icterícia, hidropisia, menstruações difíceis, cólicas, hemorragia uterina. Combate gases intestinais, estimula o apetite, facilita a digestão e limpa os brônquios. Um chá de folhas de salsa é um poderoso diurético, aconselhado em casos de gota.

Samambaia - *Dryopteris filix-mas* (L.) Schott :

Combate a caxumba, dores, febre (de resfriados, gripe, sarampo, pneumonia, meningite), doenças do fígado, hemorragia interna, inflamação, sangramento e vermes intestinais. Eficiente antibacteriano e antiviral. Consultar um médico antes, muito tóxica.

Sândalo - *Santalum album* L.:

É muito eficaz contra a acne, pele ressecada, bronquite crônica, cistite crônica, escurecer cabelos castanhos, ferimentos, gonorreia, hidratante para os lábios; limpeza da pele; peles secas e desidratadas. Muito bom antisséptico usado como calmante e desinfetante.

Segurelha - *Satureja montana* L.:

Usada como estimulante, vermífuga, expectorante, diurético e peitoral. Pode ser feita infusão ou essência, e é afrodisíaca. É recomendada aos que sofrem de gastrite e indicada para casos de fadiga crônica, bronquite aguda, debilidade e astenia.

Serralha - *Sochus oleraceus:*

Usada como anti-inflamatório, cicatrizante e diurético. Combate dores de origem reumática, anemia, afecções hepáticas, astenia.

Sete-Sangrias - *Cuphea Balsamona:*

Combate a arteriosclerose, hipertensão arterial e palpitações. Ajuda a limpar os intestinos e o estômago. Combate também doenças venéreas e afecções da pele. É um ótimo digestivo e diurético.

Soja - *Glycine híspida:*

Tem grande efeito sobre as funções dos nervos e do cérebro, produto muito recomendado para os diabéticos. As proteínas da soja são completas tais como a do peixe, carne, ovo e leite.

Spirulina - *Spirulina maxima* Setchet Gardner:

Usado como complemento alimentar, ajuda a emagrecer,combate fadiga, artrite, previne doenças cardiovasculares, doenças venéreas com cancro, acelera a produção de anticorpos, repõe flora intestinal, anemia, envenenamento. É cicatrizante e revigorante evita o aumento do colesterol.

Sucupira - *Bowdichia major:*

Usado no tratamento de reumatismo e da escrofulose. Contra úlceras, dermatoses e manifestações sifilíticas secundárias. Semente depurativa, oleosa, contra manchas de pele, eczemas, feridas na pele. Ajuda em cicatrizações.

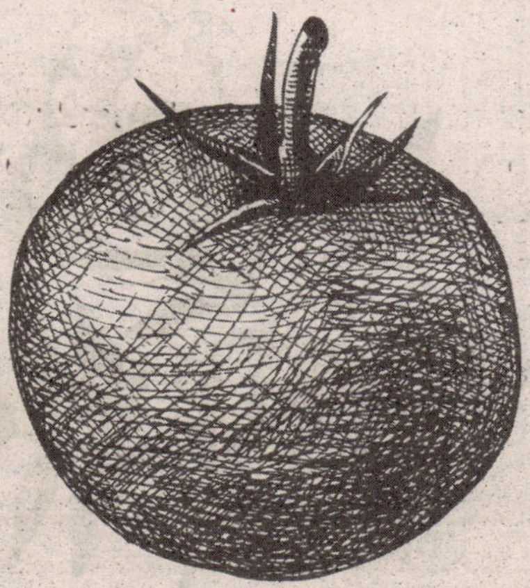

T

Taioba - *Colocasia antiquorum:*

Tem propriedade depurativa, emoliente e cicatrizante. Promove cicatrização de úlceras sua raiz serve para atenuar casos de lepra.

Tanchagem - *Plantago major:*

O suco puro pode ser usado em bochechos para apressar a cicatrização da gengiva em casos de cirurgia e extrações de dentes. O emplasto da planta macerada combate a inflamação. Para uso interno, pode ser usada como diurético e junto com guaco para combater tosses com catarro.

Tília - *Tilia europaea* L.:

Usada em casos de nervosismo e ansiedade, pois é excelente sedativo e calmante para os nervos. É indicada nos catarros, bronquites, asma, gripe e tosse das crianças. A flor e a casca têm o efeito vasodilatador e suavemente hipotensor.

Tomate - *Lipersicon esculentum:*

Combate dores de origem reumática, afecções do fígado e em uso externo afecções da pele. O tomate é excelente vigorizador do organismo, purificador do sangue e para desgaste mental. O suco puro servido com salsa ajuda a dissolver cálculos renais.

Tomilho - *Thymus vulgaris:*

Tem propriedades antissépticas, antiespasmódicas, carminativas, vermífugas, digestivas e estimulantes. Muito usado para as crianças no caso de falta de apetite e favorece a digestão. É estimulante e atua no aparelho respiratório. Combate as tênias e é repelente contra pulgas e piolhos.

U

Unibaúba - *Cecrópia spp:*

Originária da Amazônia, mantém o controle e combate as seguintes enfermidades: barriga d'água, vitiligo, anemia e outras infecções.

Umbu – *Anacardiaceae:*

É antifebril. Possui metade de vitamina C do suco de laranja e é uma contribuição como fonte de vitamina C maior do que da uva e de outros frutos.

Unha-de-Gato - *Uncaria tormentosa:*

Poderoso antioxidante, ameniza dores nas costas e nas pernas. Também usada contra doenças venéreas. É utilizada nas afecções virais e como cicatrizante nas desordens intestinais. Aumenta as defesas orgânicas, reforçando o sistema imunológico.

Urtiga - *Urtica dioica:*

Melhora artrite, hemorroidas, furúnculos, gota, diarreia, hemorragia, urticária e coceiras. A urtiga é revitalizante, hipoglicemiante e tônico capilar. Melhora a circulação sanguínea. Usa-se a flor, por infusão. Decocção para uso externo na queda de cabelos. Combate a anemia, reduz o nível de açúcar no sangue. Usado em distúrbios digestivos, males do fígado e também na hepatite.

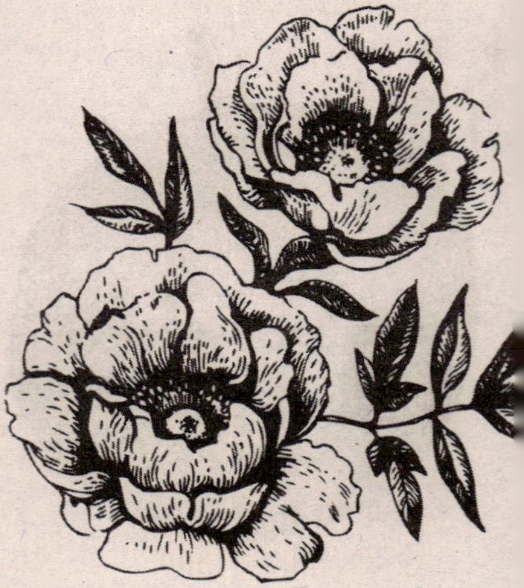

Urucum - *Bixa orellana* L.:

Para uso interno, combate aftas, faringites e amigdalites (gargarejos). Para uso externo, em forma de lavagens e compressas, combate infecções cutâneas, erupções, queimaduras leves e celulite.

V

Valeriana - *Valeriana officinalis:*

Abre o apetite, reduz a celulite, ameniza a bronquite e é um ótimo remédio para o estresse. Melhora problemas circulatórios, palpitações cardíacas e distúrbios da menopausa. Externamente indicada na cicatrização de feridas.

Vassourinha - *Sida Acuta ou S. Carpinifolia:*

Indicada contra afecções pulmonares, tosse, bronquite. Pode ser aplicada sobre picadas de insetos na forma de cataplasma. Suas folhas, preparadas por infusão, têm ação emoliente, eficazes contra doenças das vias respiratórias.

Verônica - *Dalbergia manetaria:*

Combate e controle de anemias infecciosas, infecções do aparelho reprodutor feminino e masculino, icterícia, além de ajudar em picadas de aranha. Para alguns casos de queda de cabelo, a ingestão do chá é recomendada.

Violeta - *Viola tricolor* L.:

Alivia as rugas na região dos olhos, diminui a seborreia do couro cabeludo e pele, tem grande ação contra: inflamações da garganta, sarampo, secreções pulmonares, conjuntivite, bronquite e tosse.

Vulnerária - *Anthyllis vulneraria* L.:

Excelente cicatrizante indicado para lavar feridas, chagas e úlceras de difícil cicatrização, escoriações e zonas contusas.

Z

Zaragatoa - *Plantago Psyllium* L.:

Tem indicações como laxante, emoliente e anti-inflamatório. É indicada para afecções digestivas, urinárias, cutâneas e para o tratamento da obesidade. Diminui os níveis de colesterol e de triglicérides no sangue.

Zimbro - *Juniperus communis:*

Combate edemas, ácido úrico, infecções broncopulmonares, acalma dores reumáticas e da artrose. Propriedades: diurética, depurativa, expectorante, aperitivas, tonificantes, carminativas, revulvivas. Em compressas, tem ação antisséptica e ajuda a combater a psoríase e a dor ciática.

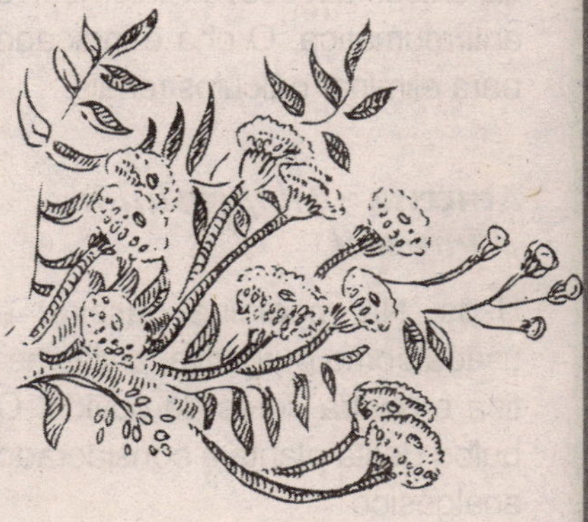

O poder das ervas e plantas

Aperta-João – *Piper aduncum*

Usos: É empregada como tônico para afecções do fígado, vesícula e baço. Suas raízes são usadas contra picada de cobra.

Apuí-Açú – *Ficus insípida*

Usos: É recomendada contra ancilostomose e no tratamento da icterícia. Dos frutos, resultam propriedades estimulantes da memória.

Assa-Peixe – *Vernonia polyanthes*

Usos: Indicada contra tosses persistentes, abscessos internos, é antirreumática. O chá é indicado para eliminar cálculos renais.

Açucena – *Hippeastrum puniceum*

Usos: Na medicina caseira, é usada como purgativa, antiasmática e contra dores de ouvido. O bulbo desta planta é considerado analgésico.

Aloé – *Aloe vera*

Usos: É indicada como cicatrizante de queimaduras e ferimentos superficiais da pele. O sumo possui ação antimicrobiana.

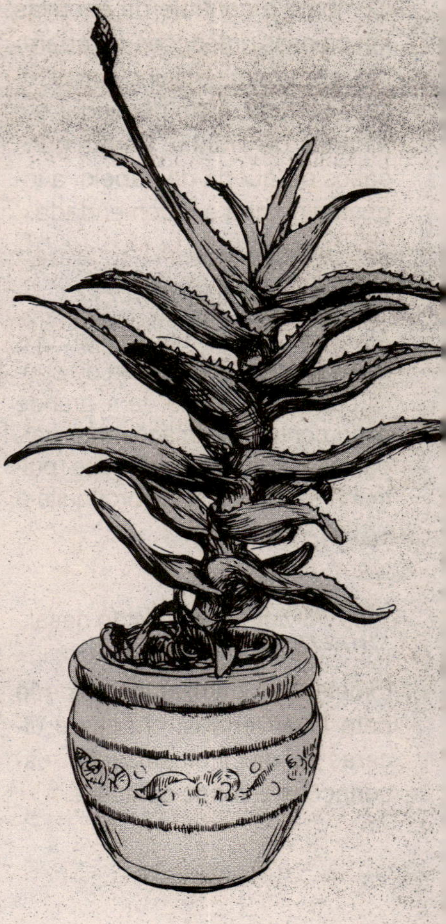

Barbasco – *Cissampelos pareira*

Usos: Alívio de inflamações nos testículos e problemas renais. O chá das raízes e folhas é expectorante.

Barba-De-São-João – *Polygala paniculata*

Usos: Tratamento da asma, bronquite e doenças relacionadas. O extrato desta planta é antimicótico.

Barbatimão – *Stryphnodendron adstringens*

Usos: Indicado contra inflamações de garganta, diarreia e corrimento vaginal. Seu chá é recomendado para feridas ulcerosas.

Berro-D'água – *Nasturtium officinale*

Usos: Combate o raquitismo, trata o bócio, as afecções escorbúticas e broncopulmorares. O uso externo é recomendado contra problemas de pele.

Buchinha – *Luffa operculata*

Usos: Alívio da congestão nasal, sinusite e sintomas da hidropsia. A infusão dos seus frutos sem as sementes trata a dor ciática.

Buiuçu – *Allamanda cathartica*

Usos: Usado para a eliminação de sarnas e piolhos. A infusão das folhas é considerada purgativa.

Borragem – *Borago officinalis*

Usos: Anti-inflamatória, emoliente e laxativa. As flores são empregadas na forma de infusões como expectorante.

Breu-Branco – *Protium heptaphyllum*

Usos: Tratamento de úlceras grangrenosas e inflamações em geral. Sua resina é usada como descongestionante nasal.

Bonina – *Mirabilis jalapa*

Usos: É considerada antivirótica, estomáquica e vermífuga. Contra infecções fúngicas, usa-se o suco de suas folhas.

Citronela – *Cymbopogon winterianus*

Usos: Ação repelente, inceticida e antimicrobiana. Em forma de chá, as folhas são eficazes no tratamento de gripe.

Confrei – *Symphytum officinale*

Usos: Emprego no tratamento de doenças gastrointestinais, hemorroidas e bronquite. As raízes moídas curam ferimentos abertos.

Cinco-Chagas – *Tropaeolum majus*

Usos: É considerada antiescorbútica, antissépica e trata afecções pulmonares. Sua infusão é usada para desinfetar as vias urinárias.

Congonha-Do-Brejo – *Echinodorus grandiflorus*

Usos: Indicada para o tratamento de inflamação da bexiga, cálculos renais e doenças da pele. Seu chá pode ser usado com gargarejo para as afecções da garganta.

Cordão-De-Frade – *Leonotis nepetifolia*

Usos: Trata dores de origem reumática e auxilia na eliminação do ácido úrico. Em uso externo, os cataplasmas são eficazes contra contusões.

Dartrial – *Senna alata*

Usos: Tratamento das impingens e infestações da pele por bactérias e fungos. O chá de suas raízes é antifebril.

Dambrê – *Chiococca alba*

Usos: É empregada para função antiasmática, dor na uretra e vontade constante de urinar. O suco obtido por decocção dos frutos é empregado como purgativo.

Drago – *Croton urucurana*

Usos: Tem propriedades anti-hemorrágicas, anti-inflamatórias e antissépticas. O uso tópico é indicado para tratamento do herpes.

Dinheiro-Em-Penca – *Centella asiática*

Usos: É recomendado para cicatrizar, combate a irritação vaginal e promove a irrigação sanguínea. Na forma de chá, é depurativo.

Embiru – *Guazuma ulmifolia*

Usos: Utilizado para tratar tosse, bronquite, asma e pneumonia. O óleo obtido pelo seus frutos é usado para evitar queda de cabelo.

Erva-De-São-João – *Artemisia vulgaris*

Usos: Reconhecida e considerada como analgésica, alivia cólicas intestinais e atua como antiespasmódica. O chá de suas folhas e inflorescências atua como tônico da circulação sanguínea.

Erva-Pombinha – *Phyllanthus niruri*

Usos: Elimina pedras nos rins, facilitando a eliminação dos cálculos. O chá da planta auxilia no tratamento da hepatite B.

Espinheira-Santa – *Maytenus icifolia*

Usos: É indicada para tratamento de úlceras, indigestão e dispepsia. Seu chá é recomendado para a gastrite crônica.

Erva-Sabão – *Saponaria officinalis*

Usos: Reconhecida na medicina natural como tônica, laxativa e estimulante de funções hepáticas. A infusão das hastes é empregada no tratamento contra gota.

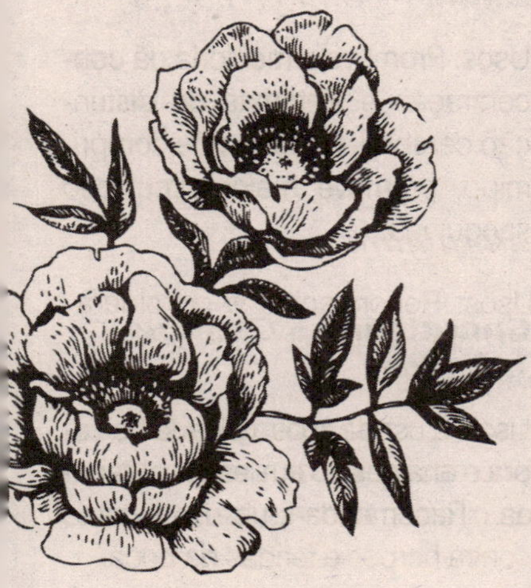

Equinácea – *Echinacea purpurea*

Usos: Trata a faringite, é estimulante do sistema imunológico e linfático e tem ação antimicrobiana. Os cataplasmas feitos com as suas folhas tratam lesões da pele.

Ervilha-De-Angola – *Cajanus cajan*

Usos: Indicada contra inflamações na garganta, tosse e bronquite. A infusão das sementes tem propriedade diurética.

Falsa-Erva-De-Rato – *Hamelia patens*

Usos: Eficaz contra queimaduras, acnes, afecções da pele e coceiras. O chá de suas folhas, ramos e flores é recomendado contra micoses.

Fedegosa – *Senna occidentalis*

Usos: Auxilia no tratamento da anemia, hidropisia e desarranjos menstruais. Seu cataplasma é feito de folhas que aceleram a cicatrização de feridas.

Fruto-De-Sabiá – *Schinus molle*

Usos: Possui propriedades estomáquicas, adstringentes e tônicas. A decocção das suas folhas secas é usada contra desordens no trato urinário e no útero.

Fáfia – *Pfaffia panicutata*

Usos: É indicada como afrodisíaco, calmante e para restaurar funções do sistema endócrino. Seu chá é recomendado contra o cansaço físico e psíquico.

Flor-De-Coral – *Erythrina mulungu*

Usos: Excelente sedativo para a ansiedade e insônia, controla as palpitações do coração e trata gengivites. Seu chá auxilia na diminuição das tensões nervosas.

Flor-Da-Noite – *Philodendron bipinnatifidum*

Usos: Possui propriedades contra parasitas intestinais. A decocção das folhas frescas é indicada para reumatismo.

Folha-Preciosa – *Aniba canelilla*

Usos: É empregada contra o artritismo, aerofagia, é antiespasmódica e atua contra o esgotamento nervoso. O óleo obtido de sua madeira é usado nas dermatites da pele.

Folha-Da-Costa – *Bryophyllum pinnatum*

Usos: Na medicina caseira, é empregada no tratamento de furúnculos, anexite e gastrite. O sumo de suas folhas trata a leishmaniose.

Fazendeiro – *Galinsoga parviflora*

Usos: É utilizado para o tratamento caseiro de doenças broncopulmonares. Suas folhas em forma de compressas e cataplasmas auxiliam nos casos de contusão.

Fruto-De-Cobra – *Momordica charantia*

Usos: Tratamento caseiro de verminose, hemorroidas e diarreia. A aplicação de sua ramagem em banhos elimina carrapato de animais.

Guandi – *Calophyllum brasiliense*

Usos: Considerada adstringente e antirreumática. O chá é usado para o tratamento de diabetes.

Ginkgo – *Ginkgo biloba*

Usos: Promove a melhoria da concentração e sintomas de disfunção cerebral. Na forma de comprimido, promove maior circulação sanguínea.

Guaçatonga – *Caesaria sylvestris*

Usos: É usada contra picada de cobra e analgésico em lesões cutâneas. Recomenda-se o uso externo contra herpes e feridas da boca.

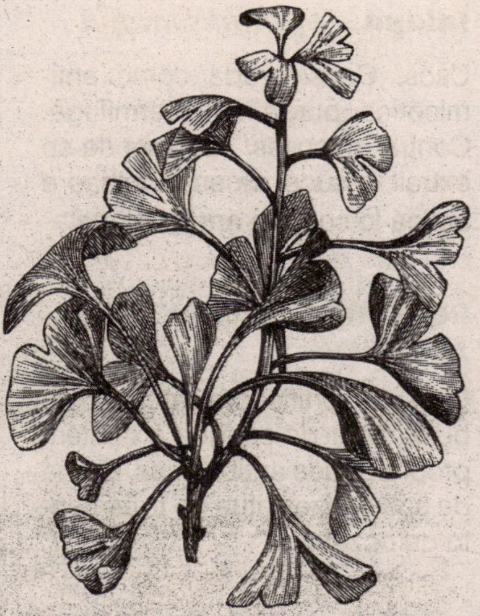

Gravatá – *Bromelia antiacantha*

Usos: Recomendada para combater a ancilostomíase, icterícia e edema. O chá de suas folhas serve para fazer bochechos contra aftas.

Guaguaçu – *Orbignya phalerata*

Usos: Auxilia no tratamento da dismenorreia, prisão de ventre e colite. O pó obtido pela trituração da polpa da planta é usado para combater inflamações.

Gorarema – *Petiveria alliacea*

Usos: É considerada antiespasmódica, diurética e sudorífera. Recomendada em forma de chá para fazer gargarejos contra as afecções bucais.

Guaraquinha – *Solanum americanum*

Usos: Tem ação analgésica, sedativa, trata a gastralgia e psoríase. O cataplasma de suas folhas é empregado nos casos de furúnculo.

Gobô – *Articum minus*

Usos: É eliminadora do ácido úrico, aumenta o fluxo biliar e trata afecções gástricas. As folhas esmagadas são aplicadas em forma de cataplasma contra dermatoses.

Hipericão – *Hypericum perforatum*

Usos: Tem ação antidepressiva, é eficiente contra cefaleias e ansiedade. Externamente é empregada em compressa para escoriações e gargarejos contra aftas.

Ipeca – *Carapichea ipecacuanha*

Usos: Tem atividade amebicida e atua no tratamento auxiliar de bronquite e coqueluche. O xarope da planta é usado para induzir o vômito em caso de ingestão de substâncias tóxicas.

Imburana – *Amburana cearensis*

Usos: É feito o uso para tratamento de tosse, tem ação antiespasmódica e broncodilatadora. Para tratar dores reumáticas usa-se a decocção das cascas em banhos.

Inhoré – *Brosimum gaudichaudii*

Usos: É usado topicamente no tratamento do vitiligo e manchas da pele. A decocção de suas raízes e folhas é indicada para dermatoses em geral.

Ibirá-Obi – *Caesalpina ferrea*

Usos: Medicação de uso local em contusões, estanca hemorragias e trata luxações. A infusão de sua entrecasca é usada para tratamento caseiro de bronquite e coqueluche.

Ipomeia – *Ipomoea pes-caprae*

Usos: Eficaz contra picadas de formigas, maturação de abscessos, dermatites e furúnculos. A decocção das suas folhas é emoliente, sendo empregada sobre áreas com reumatismo.

Jararaca – *Dracontium longipes*

Usos: É utilizada nas crises de asma, amenorreia e tosse. O decocto da planta inteira é usado em banho para o tratamento da gota.

Juá – *Ziziphus joazeiro*

Usos: É comumente usado para limpeza dos cabelos e dentes. Alivia problemas gástricos na forma de extrato feito com água.

Jalapa – *Mirabilis jalapa*

Usos: Considerada como antimicótica, purgativa e vermífuga. Contra micoses recomenda-se extrair o suco de suas folhas e aplicá-lo sobre a área afetada.

Japecanga – *Smilax japicanga*

Usos: É fortificante, atua como purificador do sangue e contém propriedades antibióticas. O chá de suas raízes atua no tratamento de eczemas.

Lavanda – *Lavandula angustifólia*

Uso: Auxilia no tratamento da insônia, afecções das vias respiratórias, nevralgia e calmante dos nervos. O banho de assento com seu extrato é eficaz contra o corrimento vaginal.

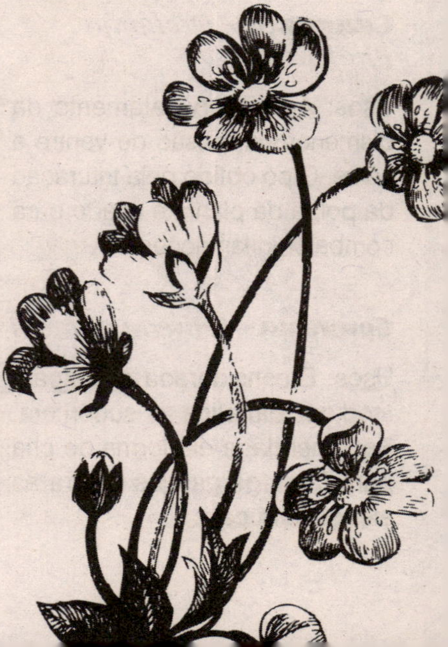

Levantina – *Leonorus sibiricus*

Usos: Baixa a pressão sanguínea, regula a menstruação e é diurética. Usam-se as flores para o tratamento da tosse comprida.

Lobeira – *Solanum lycocarpum*

Usos: É empregada nas afecções urinárias, é antiepiléptica e antiofídica. O chá de suas flores é indicado contra hemorroidas.

Losma – *Artemisia absinthium*

Usos: Estimula a secreção estomáquica, aumenta o volume biliar e o suco pancreático. Seu uso por meio de chá das folhas é eficaz nos casos de perda de apetite.

Luzerna – *Medicago sativa*

Usos: Rica em vitaminas B, C e D, é capaz de limpar as toxinas dos tecidos, controlar sangramentos e baixar os níveis de colesterol. A infusão de suas flores reconstitui o organismo.

Limba – *Vitex agnus-castus*

Usos: Regula as funções hormonais, é adstringente e relaxante. O banho feito com a infusão de suas folhas é indicado com anti-inflamatório nos casos de erisipela.

Lágrima-De-Jó – *Coix lacryma-jobi*

Usos: É considerada diurética e antisséptica das vias respiratórias e urinárias. Seus grãos triturados reduzem inflamações.

Lodagem – *Hydrocotyle bonariensis*

Usos: É uma poderosa medicação contra males do fígado e dos rins. O suco de suas folhas é empregado na remoção de pintas e sardas.

Macela – *Achyrocline satureioides*

Usos: Indicada contra reumatismo, nevralgias e cólicas (intestinais e renais). Suas flores produzem um chá empregado no tratamento de problemas gástricos.

Marapuama – *Ptychopetalum uncinatum*

Usos: Tem efeito tônico e antirreumático. Na forma de banhos a partir do seu chá, é usada para tratamento do beribéri.

Marroio – *Marrubium vulgare*

Usos: É antisséptico e expectorante, aumenta o fluxo biliar. O chá obtido de suas folhas estimula o apetite.

Mandacaru – *Cereus jacamaru*

Usos: Indicada para o tratamento de problemas renais e contra úlceras. O suco obtido de seus ramos é usado no tratamento de problemas do pulmão e é antiescorbútico.

Melambo – *Drimys brasiliensis*

Usos: É sudorífero, antiescorbútico e antiespasmódico. É altamente recomendado o uso do seu chá contra problemas gástricos e intestinais.

Melãozinho-De-São-Vicente – *Momordica charantia*

Usos: Usado no tratamento caseiro de verminose e hemorroidas inflamadas. Sua ramagem pode ser aplicada em banhos para eliminar carrapatos de animais domésticos.

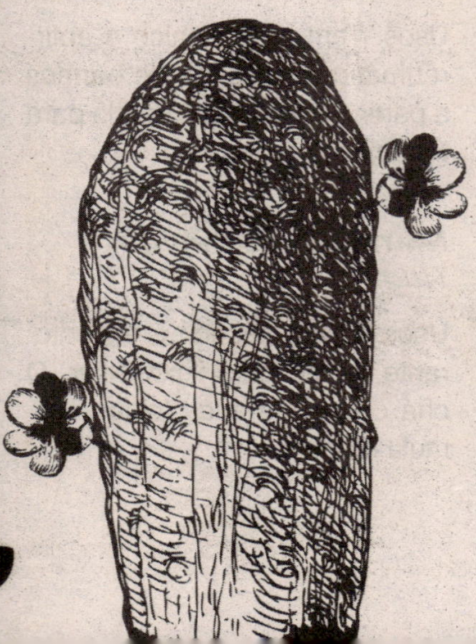

Mão-De-Vaca – *Bauhinia cheilantha*

Usos: Tem atividade na diminuição dos níveis de colesterol ruim. A decocção do pó de suas folhas secas tem efeito hipoglicemiante.

Nabeira – *Brassica rapa*

Usos: É usada no tratamento de inflamações localizadas nas articulações ou outras partes do corpo. Emprega-se o cataplasma de suas folhas no tratamento de dores nas costas.

Nateira – *Alternanthera brasiliana*

Usos: Considerada diurética e depurativa, atua contra as moléstias do fígado e bexiga. A maceração das folhas é empregada contra a prisão de ventre.

Nim – *Azadirachta indica*

Usos: Indicada para tratamento de gastrite, é também anti-inflamatória. Seu chá feito do pó das folhas é usado para tratar patologias como a malária.

Noz-Moscada – *Virola surinamensis*

Usos: Na medicina popular, é usada contra inflamações, feridas e atua como cicatrizante. A decocção de sua casca auxilia no controle de úlceras.

Não-Me-Toque – *Mimosa pudica*

Usos: Emprego contra a difteria, leucorreia e inchamento de juntas causadas pelo reumatismo. A infusão de suas folhas é desobstruente do fígado.

Negramina – *Siparuna guianensis*

Usos: É utilizada contra espasmos musculares e dores de cabeça. O chá das suas folhas é estimulante e febrífugo.

Olho-De-Cabra – *Abrus precatoris*

Usos: Possui atividade anti-inflamatória e anti-helmíntica. Suas raízes moídas são usadas contra o desconforto abdominal.

Olguinha – *Tanacentum parthernium*

Usos: Alivia o desconforto causado por picadas de inseto e tem atividade analgésica. A infusão de suas folhas serve para lavagens locais, gargarejos ou bochechos.

Ora-Pro-Nóbis – *Portulaca oleracea*

Usos: É indicada contra cistite, queimaduras e úlceras. A infusão de suas folhas é tônica e depurativa do sangue.

Orelha-De-Vaca – *Symphytum officinale*

Usos: Cura ferimentos abertos, alivia o incômodo das picadas de inseto e queimaduras. A raiz pode ser aplicada em forma de compressas contra irritações da pele.

Orgibão – *Stachytarpheta cayennensis*

Usos: É empregado como tônico estomacal, trata afecções do pulmão e estimula as funções gastrointestinais. Contra prisão de ventre, é indicado o uso por meio do chá de suas folhas.

Papoula – *Papaver rhoeas*

Usos: Tem propriedade adstringente, expectorante e antiespasmódica. Suas preparações (chá, infusão, decocção) são utilizadas para tratar a má digestão.

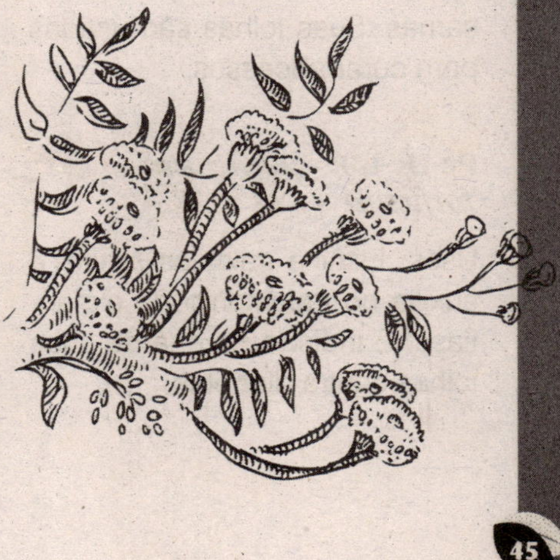

Passiflora – *Passiflora incarnata*

Usos: É considerada sedativa, calmante e tônica dos nervos. O chá de suas folhas secas induz ao sono.

Pitanga – *Eugenia uniflora*

Usos: Na medicina caseira é recomendada nos casos de diarreia infantil, verminose e febre. Contra hipertensão arterial é indicada a maceração das suas folhas.

Polígala – *Polygala senega*

Usos: Auxilia no tratamento dos pólipos nasais, infecções respiratórias e sinusites. O chá de suas raízes é eficaz contra gripe.

Puá – *Myroxylon peruiferum*

Usos: Amplamente usada para o tratamento de feridas, úlceras e sarnas. Suas folhas são usadas para curar abcessos.

Pé-De-Boi – *Bauhinia forficata*

Usos: Elimina cálculos renais e auxilia no tratamento de elefantíase. É indicado o chá de suas folhas contra diabetes.

Quina-Brava – *Coutarea hexandra*

Usos: É empregada para tratamento de cálculos biliares e ameniza as dores da vesícula. Tem efeito contra febres intermitentes no uso feito pela decocção de sua casca.

Quelidônia – *Chelidonium majus*

Usos: Considerada ativadora das funções hepáticas, capaz de melhorar o fluxo da bílis. A maceração de suas folhas é recomendada para normalizar a taxa de colesterol.

Quiabo-Roxo – *Hibiscus sabdariffa*

Usos: Empregado na medicina caseira para baixar a febre, é emoliente e antiescorbútica. O chá de suas flores e folhas é indicado como refrescante intestinal.

Quixaba – *Sideroxylon obtusifolium*

Usos: É considerada anti-inflamatória e adstringente. A decocção da casca de seu caule é usado para tratamento de inflamações ovarianas.

Rabo-De-Cobra – *Equisetum giganteum*

Usos: Auxilia no tratamento da gonorreia, infecções do rim e bexiga. O uso do chá de suas hastes elimina o ácido úrico.

Ruibarbo - *Rheum palmatum*

Usos: Funciona como planta digestiva, antidiarreica e elimina gases intestinais. O chá de suas folhas combate a debilidade muscular.

Romã – *Punica granatum*

Usos: Usada contra gengivite, faringite e leucorreia. A infusão de sua casca e pedaços do fruto são eficazes contra afecções vaginais.

Rosmarino – *Rosmarinus officinalis*

Usos: Medicação nos casos de gases no aparelho digestivo, dor de cabeça e dismenorreia. É indicado o chá de suas folhas para as hemorroidas inflamadas.

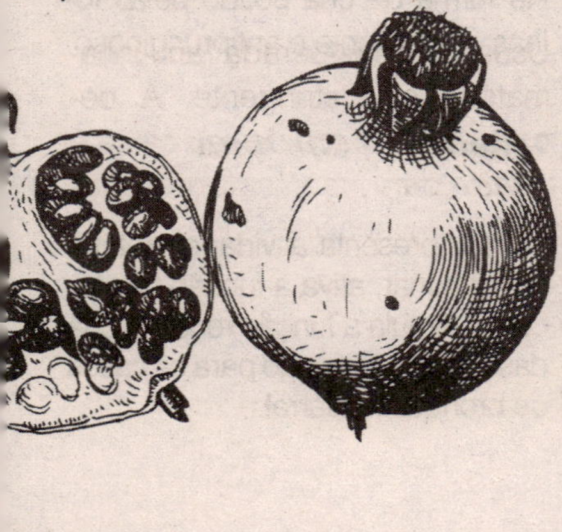

Salicinia – *Varronia verbenacea*

Usos: É considerada analgésica, tônica e trata dores musculares e nas articulações. Recomenda-se o chá de suas folhas para a cicatrização de feridas externas.

Sacaca – *Croton cajucara*

Usos: É antidiarreica, anti-inflamatória e baixa o colesterol. O chá de suas folhas ou da casca é indicado no tratamento dos males do fígado.

Sálvia – *Salvia officinalis*

Usos: É indicada no tratamento auxiliar da ansiedade, depressão e problemas da menopausa. Contra sudorese excessiva, é indicado o chá por infusão de suas folhas e flores.

Tanásia – *Tanacetum vulgare*

Usos: Facilita a menstruação, alivia náuseas e estimula o apetite. O banho do seu chá é usado para tratamento da sarna.

Tupeicava – *Scoparia dulcis*

Usos: Tem efeito cardiotônico, anti-inflamatório e analgésico. A planta triturada e cozida atua nas crises de herpes labial.

Taperebá – *Spondia mombin*

Usos: Na medicina popular, é usada contra as inflamações da boca e da garganta, prostatite e aftas dolorosas.

Tiborna – *Himatanthus drasticus*

Usos: Trata feridas, úlcera gástrica, machucados e luxações nas articulações. O emprego de seu látex e cascas é indicado contra vermes intestinais.

Turiri – *Heliotropium indicum*

Usos: Trata úlceras, feridas e picadas de insetos. O decocto de suas folhas é usado na forma de bochechos para tratar aftas.

Uchi – *Andira inermis*

Usos: É usada no tratamento de úlceras da pele. O pó de suas cascas é purgativo e anti-helmíntico.

Ubacaiá – *Costus spicatus*

Usos: É depurativa, adstringente e diurética. A decocção da planta picada alivia irritações vaginais.

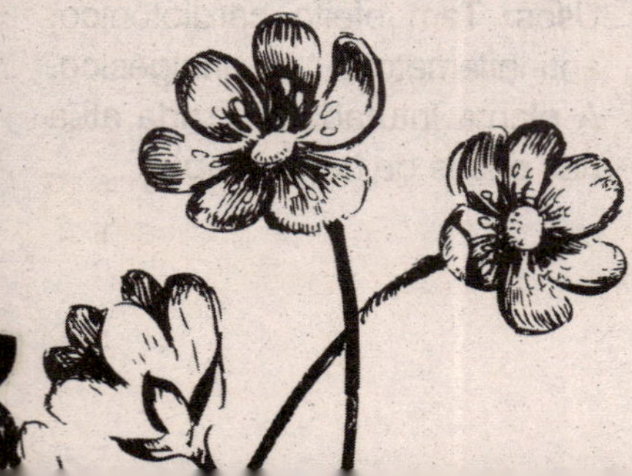

Velame-do-Mato – *Solanum cernuum*

Usos: É empregado contra as doenças de pele e úlceras cutâneas. A decocção de suas folhas é indicada contra eczemas.

Verbasso – *Buddleja stachyoides*

Usos: Emprega-se contra afecções catarrais das vias respiratórias, gripe forte e bronquite. É emoliente e anti-hemorroidal quando usado o cataplasma de suas folhas.

Vinca – *Catharanthus roseus*

Usos: Na medicina popular, é usada pelas propriedades diurética, hipoglicemiante e febrífuga. O chá das suas folhas secas é indicado no tratamento de problemas circulatórios.

Ximbui – *Peperomia pellucida*

Usos: É usada como forte diurético, combate tosse e dor de garganta. Na forma de chá obtido pelas folhas, é emoliente e antipruriginoso.

Zedoária – *Curcuma zedoaria*

Usos: Apresenta atividade protetora pulmonar, ativa a função hepática e estimula a função renal. O chá das folhas é indicado para os casos de bronquite catarral.

Frutas de A a Z

A

ABACATE - *Perseana americana*

Usos: O chá ou a infusão diminui o ácido úrico, melhora a secreção biliar e evita a formação de gases estomacais e intestinais. Melhora a diarreia e estimula o fluxo menstrual. Sua fruta é afrodisíaca e produz efeitos benéficos ao couro cabeludo e à pele. Seu chá é excelente diurético e contém vitaminas complexo A e B.

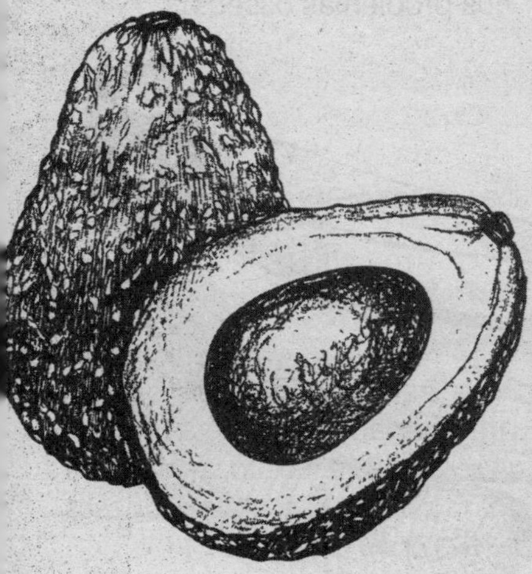

ABACAXI - *Ananás comosas*

Usos: Combate infecções e inflamações da boca como a afta, é recomendado contra azia, ajuda a dissolver o catarro nas vias respiratórias. Ótimo anti-inflamatório, o suco em jejum é indicado contra grande irritabilidade; é um excelente remédio para o tratamento da bronquite e afecções da garganta.

AÇAÍ - *Euterpe oleracea*

Usos: Muito rico em ferro e benéfico à pele; contém fibras que favorecem a digestão. É eficaz no combate aos radicais livres. Energizante é uma excelente maneira de se evitar o envelhecimento precoce. Possui valor nutritivo elevado e contêm vitaminas B1,B2 e C. A raiz é depurativa.

ACEROLA - *Malpighia glabra*

Usos: Rica em vitamina C, é eficiente contra gripes e resfriados, eficaz contra reumatismo e acelera processos de cicatrização de feridas. Fortalece o organismo e é eficiente no tratamento de anemia. Retarda o envelhecimento e osteoporose.

AMEIXA-PRETA - *Prunus domestica*

Usos: O licor é digestivo. A infusão dos frutos secos ao forno e adoçados com mel combate o resfriado e a tosse.

AMORA - *Morus Alba*

Usos: Indica contra dor de dente, falta de apetite, prisão de ventre, inflamação da boca, febre, dermatoses, eczema e erupções cutâneas. Seu xarope ameniza a tosse e dor de garganta. As folhas são empregadas no combate ao diabetes, pedras nos rins e limpeza da bexiga.
Recentemente descobriu-se ser útil na reposição hormonal.

AVELÃ - *Corylus avellana L.*

Usos: Tanto as folhas secas quanto o óleo são usados nas inflamações do intestino e cicatrizante de feridas. Externamente, é usada para curar verrugas e é antirreumática. Usa-se seu látex e o óleo de avelã sob prescrição médica.

B

BANANA - *Musa paradisíaca*

Usos: Indicado para crianças, é de fácil digestibilidade, dietética e agradável. O purê de bananas é um alimento rico. Combate as diarreias crônicas e o uso em forma de xarope cura tuberculoses, bronquites e dispepsia. Rica em vitamina C, abre o apetite. Indicado para quem sofre de anemia. Uma fruta de baixo custo.

C

CACAU - *Theobroma cacao*

Usos: Utilizado nas convalescenças é um alimento energético, estimula as funções do aparelho urinário, combate as nefrites, é empregado nas fraquezas orgânicas e no esgotamento físico. Auxilia no tratamento de rachaduras do lábio e mamilo e atua nos problemas ósseos.

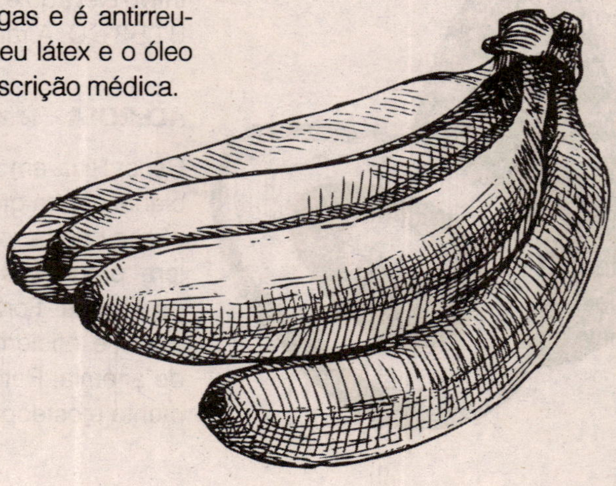

CAJU - *Anacardium occidentale*

Usos: É uma fruta nutritiva, fonte de vitamina C, o chá da casca da árvore e folhas novas é usado para diarreias, inflamações da garganta e é anti-hemorrágico. Fortalece o sistema imunológico, combate o estresse, o reumatismo, gripes e resfriados. Aumenta a eficiência física e previne as hemorragias.

CAQUI - *Diospyros kaki* L. F.

Usos: Melhora a acidez estomacal e as funções intestinais devido ao seu teor de fibras; elimina câimbra. Conveniente contra a desnutrição, tuberculose, anemia e falta de cálcio no organismo Um alto teor de vitaminas A e B, seu chá é um ótimo calmante, possui ação sobre os dentes, pele, olhos, unhas, cabelos e na defesa do organismo.

CARAMBOLA - *Averrhoa carambola L.*

Usos: Indicado contra eczema, afecção dos rins e bexiga, disenteria, escorbuto, febre e picada de animal peçonhento. Pessoas com prisão de ventre devem evitar o consumo. Ótimo diurético, elimina pedras nos rins e da bexiga, combate febres e ameniza o diabetes.

CEREJA - *Prunus avium*

Usos: É purificadora do organismo e atua principalmente nos rins e no fígado. Atua nas vias gastrointestinais e nos seus órgãos anexos: a glândula hepática e o pâncreas. Uma dieta à base de cereja ajuda a emagrecer, eliminando a prisão de ventre. Como ela possui açucares e minerais, é usada para a confecção de xaropes contra a tosse.

CIDRA - *Citrus medica*

Usos: Usada contra dor de cabeça (aplicação da casca fresca cortada em rodelas sobre a testa); prisão de ventre (infusão das sementes juntamente com pétalas de rosa comum); perturbações do aparelho digestivo (indigestão, inapetência, flatulência - ingerir uma xícara da infusão da casca seca de cidra em jejum).

COCO - *Astrocaryum ayri, Mart*

Usos: A água do coco, além de ser refrigerante, é laxativa e de muita utilidade na alteração do sangue por absorção da bílis (icterícia). Devido ao seu conteúdo em sais de potássio e sódio, o coco é um alimento adequado contra arteriosclerose, é calmante, além de ser um bom alimento para os diabéticos.

CUPUAÇU - *Theobroma grandiflorum*

Usos: A manteiga preparada a partir das sementes é utilizada em queimaduras, para acalmar as dores. A casca do fruto apresenta razoáveis teores de potássio, ferro, manganês e outros nutrientes. Tem grandes propriedades revitalizantes para todo o organismo. O chá da casca é usado no tratamento de diarreias, sendo diurético e rico em vitamina C.

D

DAMASCO - *Armeniaca vulgaris*

Usos: Tem elevado conteúdo de vitamina A e auxilia em casos de falta de apetite, fraqueza, doenças glandulares, atua nos processos de cura lenta, nas alterações da menstruação e na debilidade dos órgãos femininos. Ajuda a evitar doenças do coração, derrame e catarata. Além disso, contribui para regular a pressão arterial, estabiliza as taxas de açúcar no organismo e previne a deficiência de ferro no corpo.

F

FIGO - *Ficus cabeça L.*

Usos: O fruto e as folhas são usados nas inflamações da boca, garganta e picadas de abelhas. A decocção, adoçada com mel, combate resfriado, gripes e tosse. É um fruto altamente energético, por ser rico em açúcar é recomendado para os que sofrem de doenças do fígado e vesícula biliar. É um laxativo natural, combate a prisão de ventre e substitui muito bem os purgativos destinados às crianças.

FRAMBOESA - *Rubus SP.*

Usos: É indicada contra a prisão de ventre, as doenças do fígado, rins, hemorroidas e reumatismo. Melhora as inflamações da boca, garganta, olhos e intestinos. Ajuda a manter a pele bonita. É diurética, refrescante, laxativa e calmante do sistema nervoso.

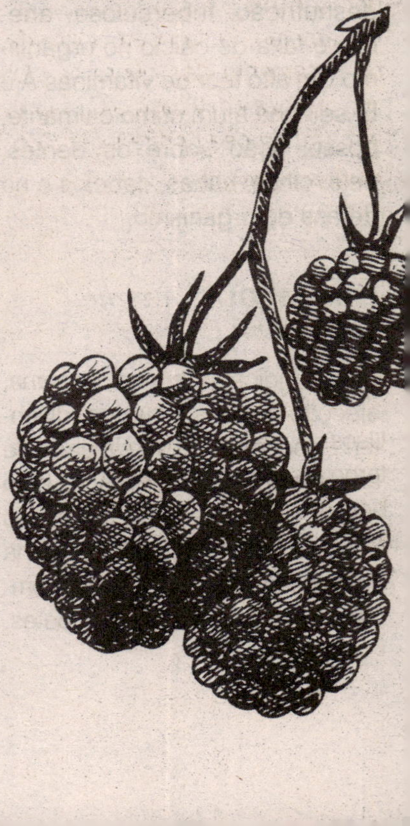

FRUTA-DO-CONDE - *Annona squamosa L.*

Usos: A raiz é vermífuga; as folhas ajudam contra diarreia e cozidas agem contra o reumatismo. Melhora a anemia, colite, desnutrição, espasmo e verminose. Elimina enxaquecas e insônias quando moída e aplicada sobre a cabeça. É maturativa quando aplicada sobre feridas e úlceras.

G

GOIABA - *Psidium guayava*

Usos: Os frutos, a casca da árvore e as folhas são usados contra tosse e bronquite. Ajuda na recuperação de pessoas debilitadas fisicamente, é também utilizada no tratamento das diarreias. Por sua riqueza em vitamina C, é uma arma poderosa contra infecções, fadiga, processos alérgicos e hemorragias. Quando consumida com casca, é ótima para o funcionamento do intestino.

GRAVIOLA - *Annona muricat*

Usos: A cataplasma em uso externo melhora o reumatismo. Também serve contra aftas, cólicas intestinais, abscesso e edema de origem reumática. Elimina catarro dos pulmões, tosse, febres, gripe, vermes intestinais e hipertensão.

J

JABUTICABA - *Myrtus jaboticaba*

Usos: Combate diarreias e atua nos casos de amidalite crônica. Para melhora da asma, faça um chá com 8 g da entrecasca (a película transparente que fica entre a casca e a polpa da fruta) em 500 ml de água e beba um copo pela manhã. É usada contra doenças da pele e indicada para pessoas com deficiência de vitaminas.

JACA - *Artocarpus integrifolia L.*

Usos: É uma fruta extremamente rica em fibras, muito indicada às pessoas com problemas intestinais. É rica também em cálcio, fósforo, ferro e vitaminas do complexo B, essenciais ao crescimento. Evita a queda dos cabelos e problemas da pele. As sementes da jaca, consideradas afrodisíacas, combatem desarranjos intestinais.

JAMBO - *Spilanthes oleracea*

Usos: As cinzas da casca, misturadas com óleo, são usadas contra queimaduras. A raiz combate prisões de ventre, enxaqueca, catarros do pulmão, diabetes, tosses e dores de cabeça. Com as flores pode-se preparar um xarope laxativo. Atua como eliminador de gases e é bom para os diabéticos.

JAMELÃO - *Syzygium jambolanum*

Usos: O chá das semente evita a formação de gases, é estimulante gastrintestinal, diurético, atua contra hemorragia e leucorreia. Sua casca é usada contra a diarreia. Poderoso hipoglicemiante é indicado contra o diabetes, pois ameniza a formação de fermentos sacarificantes.

K

KIWI - *Actinídia chinenesis Planch*

Usos: É rico principalmente em vitamina C, sendo ótimo no combate a doenças pulmonares. Além disso, torna saudável o aspecto da pele, cabelos e unhas. Também é estimulante do apetite e tem propriedades laxantes.

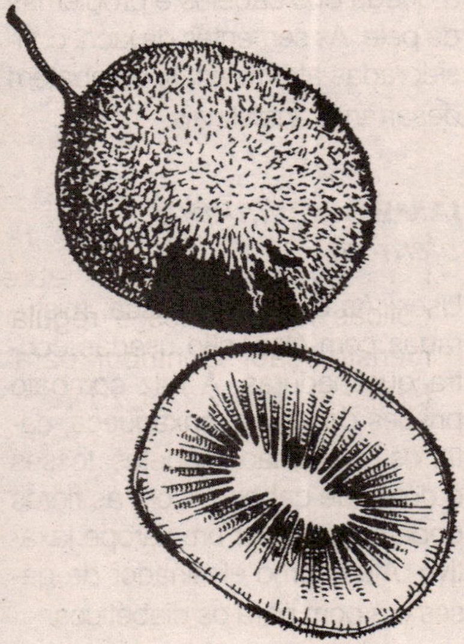

L

LARANJA - *Citrus aurantium SP.*

Usos: O chá das folhas é antiespasmódico, atua contra afecções estomacais, diarreia e inflamações intestinais. Contra o reumatismo e taquicardia. A casca da fruta é usada perturbações digestivas. O suco é um remédio contra a papeira e a gengivite. Ajuda a exterminar os cálculos renais, ótimo antifebril e calmante.

LIMA - *Citrus acida*

Usos: A lima, rica em vitamina C, é indicado contra a febre, misture o suco de lima com água e beba sem açúcar. Beba, após as refeições, meio copo duplo do chá da casca da lima em infusão. Para combater enxaqueca utilize a folha da limeira, aplicando como cataplasma.

LIMÃO - *Citrus limon*

Usos: O suco da fruta serve contra acidez estomacal, é adstringente, diurético, atua como antirreumático, contra artrite e gota. O chá de limão com alho combate a gripe. No gargarejo o uso é feito contra inflamações na boca e garganta.

M

MAÇÃ - *Pirus malus*

Usos: A fruta diminui o colesterol, é eficaz nas inflamações urinárias, má digestão, acidez, diarreia, prisão de ventre, febre, resfriado e rouquidão. Excelente alimento para o cérebro, pois contém ácido, combate o catarro pulmonar, palpitações do coração, faringite e inflamação nos olhos.

MAMÃO – *Caricaceae*

Usos: Diurético, ajuda a diminuir edemas e processos inflamatórios, úlceras pépticas, gota, obesidade e diabetes. Regula a função intestinal. O mamão tem propriedades laxativas e calmantes, além de ser purificador do sangue. Suas sementes têm ação contra vermes, sendo um poderoso antioxidante.

MANGA - *Mangifera indica L.*

Usos: A polpa dos frutos serve para o preparo de medicamentos peitorais e com suas cascas é feita a decocção contra diversos tipos de cólica. O chá das suas folhas combate bronquites e o chá feito com o caroço é empregado contra lombrigas e parasitas. As cascas da mangueira são utilizadas contra hemorragias uterinas, leucorreias e principalmente a sarna.

MARACUJÁ - *Passiflora alata*

Usos: Age como depressor suave do sistema nervoso central, resultando em ação sedativa e tranquilizante. O seu uso diminui por instantes a pressão arterial e ativa a respiração. Muito usado contra a insônia e menopausa. Rico em vitamina C, é excelente para combater diarreia crônica.

MELANCIA - *Citrullus lanatus*

Usos: Rica em vitamina A, sais e potássio, é diurética e auxilia o tratamento de artrite, reumatismo, acidez gástrica, dispepsia (dificuldade de ingerir os alimentos), afecções dos rins e da bexiga. Uma de suas maiores qualidades é ser refrescante do sangue, baixa a febre e melhora a dor de garganta.

MELÃO - *Momordica charandia Linné*

Usos: O talo e a folha são eficientes contra as febres reumáticas. Previne gripes, febres, cólicas dos vermes e regula a menstruação. Contribui para a formação dos ossos, dentes e sangue. Combate os problemas de pele. O melão atua como calmante, diurético e laxante.

MIRTILO - *Vaccinium myrtillus*

Usos: O mirtilo previne doenças relacionadas à visão, como catarata, miopia e glaucoma, melhorando a capacidade de leitura e o foco da visão. Melhora a circulação sanguínea nas artérias, nas veias e nos capilares. Elimina catarros gastrointestinais, reduz a taxa de açúcar do sangue e inflamações da bexiga.

MORANGO - *Fragaria vesca*

Usos: Seu suco atua contra a dor de dente, febre, gota, cálculos e úlceras, é vermífugo e elimina cálculos renais. O morango tem efeito estimulante no apetite, facilita a digestão e é excelente alimento para o fígado. Aumenta o metabolismo em geral por ser rico em minerais básicos. Baixa a febre, combate o reumatismo e doenças dos rins.

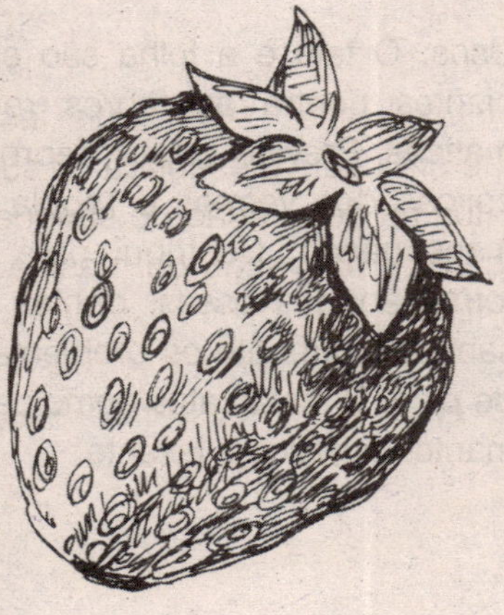

N

NÊSPERAS – *Loquat*

Usos: É uma fruta rica em vitamina C e sais minerais, como cálcio e fósforo e é regulador do intestino. Prepare o decocto da casca da nêspera e aplique externamente em forma de cataplasmas com ação adstringente. Eficaz contra diarreia, amidalite, estomatite e angina.

P

PERA - *Pyrus communis L.*

Usos: A pera é constituída de vitaminas A, B e C, potássio, sódio, hidrato de carbono, magnésio, cálcio, enxofre e ferro, e é um ótimo alimento para bebês, crianças e idosos. Sua atuação é marcante nos rins por ser um diurético excelente. Contribui para a boa formação dos ossos, dentes e sangue, mantém o equilíbrio interno e a vigor do sistema nervoso.

PÊSSEGO - *Prunus pérsica*

Usos: O consumo de pêssegos é necessário para os doentes do coração e também atua contra a gota. Drena os canais hepáticos e biliares. O caroço do pêssego é empregado como remédio curativo da tosse cardíaca. Tem grande ação na regularização do apetite. Na gravidez deve-se ingerir bastante pêssego para evitar vômitos.

PITANGA - *Stenocalix pitanga*

Usos: É usada em forma de chá (decocção) para combater reumatismos e diabetes. Combate também gota, hipertensão e ansiedade. Possui propriedades digestivas e atua na formação óssea. Muito utilizada contra diarreia em crianças, bronquite, febre e baixa a pressão. É calmante infantil e bom para os nervos.

R

ROMÃ - *Punica granatum*

Usos: Sua infusão melhora gengiva e inflamações na garganta. A casca é usada contra cólicas, diarreia e verminoses. Extraia o suco de romã, misture com mel e deixe cozinhar por 1 hora. Beba uma colher de sopa de três em três horas deste xarope para dor de garganta.

T

TÂMARA - *Phoenix dactylifera* L.

Usos: Ingerida em seu estado natural, combate infecções intestinais e gástricas, prisões de ventre e distúrbios hepáticos. Os xaropes, infusões e decocções são emolientes, atuam como refrescante peitoral e descongestionante. É altamente diurética e rica em fibras, ajuda a reduzir a falta de apetite.

TAMARINDO - *Tamarindus indica L.*

Usos: Indicado contra a febre, prisão de ventre, inflamações da garganta e estômago, vermes intestinais e tosse. Beba o chá contra verminose, cólicas biliosas, embaraços gástricos, disenteria e diarreia.

TANGERINA – *Rutaceae*

Usos: Recomenda-se fazer refeições esporádicas e exclusivas de tangerina contra o ácido úrico e arteriosclerose. Diurética, aumenta a eficiência física. Indicada contra hipertensões arteriais, é calmante, antiparasítica. Além disso, quando ingerida com o bagaço, facilita a formação de resíduos que melhoram o funcionamento do intestino.

U

UVA - *Vitis SP.*

Usos: É usada contra o esgotamento orgânico (esportistas), a anemia e em todas as fases de uma convalescença. O suco atua na depuração do sangue e para a renovação de plasma. É eficaz contra efeitos cumulativos do envelhecimento e redução do risco de doenças degenerativas.

Doenças de A a Z

ACNE

Sintomas: Cravos pretos, espinhas, nódulos inflamados e infectados, sacos e cistos. Eles ocorrem quando as glândulas sebáceas são mais numerosas e são geralmente encontradas na face, pescoço, tórax e costas. Os poros ficam permanentemente ampliados e, dependendo do caso, pequenas cicatrizes podem ocorrer.

TRATAMENTOS

Hortaliças

Berinjela – Faça um cataplasma local com as folhas frescas maceradas.

Cenoura e pepino - Suco combinado. Beba 250 ml, 4 vezes ao dia.

Feijão-Branco - Deixe de molho em vinagre 50 g de feijão, até que se desprenda da pele. Em seguida, retire-o do molho e deixe secar. Depois, triture-o e adicione leite de amêndoas, até obter consistência pastosa. Aplique sobre as espinhas, deixando agir durante 5 minutos.

Frutas

Abacate – Faça um cataplasma no local de abacate amassado, com duração de 1 hora.

Plantas

Amor-perfeito - Chá das folhas e flores (20 g para 1 litro de água). Beba 4 xícaras ao dia.
- Faça compressas locais com o mesmo chá.

Bardana - Chá usando toda a planta (20 g para 1 litro de água).
- Faça compressas locais.

Louro – Faça um cataplasma local com as folhas maceradas e misturadas com mel.

Tanchagem – Faça um cataplasma local com as folhas maceradas e misturadas com mel.
- Chá das folhas (30 g para 1 litro de água). Beba 4 xícaras ao dia.

Outros tratamentos

Geoterapia – Faça uma compressa local de argila, com duração de 15 minutos, 2 vezes ao dia.

AFONIA

Sintomas: Incapacidade de expor claramente a voz, dor de garganta, sensação de garganta arranhada.

TRATAMENTOS

Hortaliças

Agrião - Suco morno diluído em pequena quantidade de água e adoçado com mel de abelhas. Beba 4 colheres de sopa, 3 vezes ao dia.

Cenoura - Caldo do cozimento adoçado com mel de abelhas. Beba 3 xícaras ao dia.

Pepino - Suco morno adoçado com mel de abelhas. Beba 2 xícaras ao dia.
- Cataplasma com polpa de pepino na região da garganta, durante 2 horas.

Tomate – Faça gargarejos com suco de tomates verdes 3 vezes ao dia.

Frutas

Abacate – Faça gargarejos com chá das folhas (40 g para 1 litro de água) 3 vezes ao dia.

Abacaxi - Gargarejos com suco de abacaxi adoçado com mel.
- Refeições exclusivas 3 vezes por semana.

Maçã – Consuma assada com mel, ainda morna (5 maçãs para 200 g de mel).

Plantas

Angélica – Faça gargarejos com chá das folhas (40 g para 1 litro de água) 2 vezes ao dia. Beba 4 xícaras ao dia, adoçado com mel de abelhas.

Avenca – Faça gargarejos com chá das folhas (20 g para 1 litro de água) 2 vezes ao dia. Beba 4 xícaras ao dia, adoçado com mel de abelhas.

Gengibre - Chá das raízes (30 g para 1 litro de água) adoçado com mel de abelhas. Beba 4 xícaras ao dia.

Tanchagem – Faça gargarejos com chá das folhas (30 g para 1 litro de água) 2 vezes ao dia.

AMIGDALITE

Sintomas: A amigdalite caracteriza-se por dores de garganta fortes, febre que frequentemente ultrapassa os 39°C, mal-estar geral, dores de cabeça, dificuldade em engolir, mau hálito, dores de ouvido, tosse, espirros e corrimentos nasais. Provoca também o inchaço e a vermelhidão da garganta.

TRATAMENTOS

Hortaliças

Pepino - Faça gargarejos com o suco puro adoçado com mel, 3 vezes ao dia.

Repolho – Faça compressas na região da garganta com folhas maceradas (2 vezes ao dia, com duração de 30 minutos cada).

Tomate – Faça gargarejos com suco de tomates verdes, 2 vezes ao dia.
- Faça compressas na região da garganta com a polpa de tomates verdes (2 vezes ao dia, com duração de 30 minutos cada).

Frutas

Abacate – Faça gargarejos com chá das folhas (50 g para 1 litro de água).

Abacaxi – Faça refeições exclusivas 3 vezes por semana.
- Faça gargarejos com o suco puro, adoçado com mel de abelhas.

Limão, cebola e orégano - Chá combinado (3 limões, 1 cebola e 10 g de orégano para 1 litro de água) para gargarejos 2 vezes ao dia.

Plantas

Jequitibá - Chá da casca (20 g para 1 litro de água). Beba 4 xícaras ao dia.

Salvia – Faça gargarejos com o chá das folhas e flores (40 g para 1 litro de água).

Tanchagem – Faça gargarejos com o chá (60 g para 1 litro de água).
- Chá das folhas (20 g para 1 litro de água). Beba 3 xícaras ao dia.

Outros tratamentos

Geoterapia – Faça uma compressa local de argila, mel de abelhas e cebola ralada, com duração de 2 horas.
- Faça gargarejo com argila diluída.

Hidroterapia – Faça uma inalação de chá de eucalipto (50 g para 1 litro de água) com cebola ralada e sal.

ALERGIAS

Sintomas: Sintomas digestivos (após comer): boca seca, intolerância alimentar, úlceras estomacais, cansaço excessivo, palpitações, sudorese, ardor na língua, gosto metálico, azia, indigestão, vômitos, náuseas, diarreia, constipação, dores, gases intestinais, problemas na vesícula, etc.
Sintomas musculares e esqueléticos: artrite, dores no pescoço, costas ou ombros, fadiga, espasmos e dor nas articulações.
Sintomas respiratórios e da garganta: tosse, asma, resfriados

frequentes, gotejamento nasal, febre do feno, hemorragias nasais, aperto no peito, rouquidão, falta de ar e garganta seca.
Sintomas nervosos: Taquicardia (rápida frequência cardíaca), palpitações, depressão, raiva, ansiedade, confusão, irritabilidade, hiperatividade, agitação, problemas de memória e aprendizagem.
Sintomas da pele: manchas, acne, rubor, urticária, círculos escuros sob os olhos, coceira, eczemas, psoríase.

TRATAMENTOS

Hortaliças

Agrião e alface - Suco combinado, diluído em água. Beba 250 ml, 30 minutos antes do almoço.

Beterraba e rabanete - Suco combinado, diluído em água. Beba 250 ml pela manhã, em jejum.

Espinafre e brócolis - Cozinhe-os em vapor e tempere com azeite de oliva, limão e sal (em pequena quantidade). Inclua no almoço 4 vezes por semana.

Frutas

Mamão – Faça refeições exclusivas 4 vezes por semana.

Melancia – Faça refeições exclusivas 4 vezes por semana.

Melão – Faça refeições exclusivas 4 vezes por semana.

Plantas

Alecrim e camomila - Chá combinado (30 g para 1 litro de água). Tomar 3 xícaras ao dia.

Alfavaca e chapéu-de-couro - Chá combinado (40 g para 1 litro de água). Beba 3 xícaras ao dia.

Carqueja - Chá das folhas (30 g para 1 litro de água). Beba 3 xícaras ao dia.

Tanchagem - Chá das folhas (60 g para 1 litro de água). Beba 3 xícaras ao dia.
- Para combater alergia na pele, lave 3 vezes ao dia a região afetada com o chá.

Outros tratamentos

Geoterapia – Faça uma compressa local de argila com cebola ralada ou repolho macerado, 2 vezes ao dia, com duração de 30 minutos.

ANEMIA

Sintomas: Cansaço, tonturas, dores de cabeça, rápida frequência cardíaca, falta de ar, unhas e lábios pálidos. Existe uma sensibilidade ao frio e mau apetite.

TRATAMENTOS

Hortaliças

Abóbora - Inclua sementes de abóbora tostadas na alimentação.

Beterraba e cenoura - Suco combinado. Beba 200 ml, 15 minutos antes do almoço.
- Xarope com 4 beterrabas, 300 g de rapadura e água. Cozinhe em uma panela de ferro e beba 1 colher de sopa 3 vezes ao dia.

Brócolis - Cozinhe em vapor e prepare uma salada temperada com azeite, limão e sal.

Couve e espinafre - Suco combinado. Beba 250 ml pela manhã, em jejum.
- Consuma na forma de saladas cruas.

Frutas

Abacaxi - Suco puro adoçado com melado de cana. Beba 200 ml, 4 vezes ao dia.

Amêndoa - Consuma 6 unidades em cada refeição.

Banana – Faça refeições exclusivas 4 vezes por semana. Utilize-a crua ou assada.

Jabuticaba – Faça refeições exclusivas 3 vezes por semana.

Plantas

Artemísia - Chá das folhas (20 g para 1 litro de água). Beba 5 xícaras ao dia.

Carqueja - Chá das folhas (20 g para 1 litro de água). Beba 5 xícaras ao dia.

Pinhão - Chá das folhas (20 g para 1 litro de água). Beba 5 xícaras ao dia.
Utilize os frutos cozidos na alimentação.

Urtiga - Suco da planta fresca (20 g para 1 litro de água). Beba 3 xícaras ao dia.

Outros tratamentos

Geoterapia – Faça uma compressa de argila na região lombo-ventral, com duração de 2 horas.

Hidroterapia – Faça um banho de assento quente, com chá de cavalinha e cidreira (100 g para 1 litro de água).

APENDICITE AGUDA

Sintomas: Dor e sensibilidade na área inferior direita do abdome, vômitos e febre baixa. Em crianças, a febre pode ser bastante elevada.

O primeiro sintoma geralmente é a dor. Rapidamente a dor torna--se severa. Às vezes a dor é primeiramente sentida abdômen e pode ser particularmente forte. A dor não é um sintoma suficiente para determinar um sintoma de apendicite, haverá também rigidez dos músculos da parede abdominal, principalmente do lado direito. Tossir e respirar profundamente piora a dor.
Os ataques podem ou não começar com um resfriado, geralmente a febre está presente desde o início, juntamente com constipação, vômitos, perda de apetite e náuseas.

TRATAMENTOS

Hortaliças

Agrião - Suco diluído em água. Beba 250 ml, 2 vezes ao dia.

Cebola - Chá (200 g para 1 litro de água). Cozinhe a cebola na água por 15 minutos e, depois de esfriar, beba 3 xícaras ao dia.

Tomate, cenoura e beterraba - Suco combinado. Beba 250 ml, 4 vezes ao dia.

Frutas

Banana, maçã e mamão – Faça refeições exclusivas 3 vezes por semana.

Mamão – Faça refeições acompanhadas apenas com torradas e mel, 3 vezes por semana.

Pera – Faça refeições exclusivas 3 vezes por semana.

Plantas

Alfavaca e urtiga - Chá combinado (30 g para 1 litro de água). Beba 2 xícaras ao dia.

Cavalinha - Chá das folhas (20 g para 1 litro de água). Tomar 5 xícaras ao dia.

Outros tratamentos

Geoterapia – Faça uma compressa de argila com cebola ralada na região, composta de vegetais crus, cereais integrais e frutas frescas da época. Beba muita água pura e fresca e utilize alimentos ricos em fibras.

Hidroterapia – Faça um banho de assento 2 vezes ao dia, com duração de 20 minutos.

ARTRITE

Sintomas: Rigidez e dores nas articulações, especialmente durante tempo úmido, no período da manhã, ou após uma atividade extenuante. Pode haver um forte ardor ou dor de dente.

TRATAMENTOS

Hortaliças

Alface - Suco das folhas e talos (1 pé de alface para 500 ml de água). Consuma 1 xícara, 30 minutos antes de deitar-se.
- Consuma saladas cruas de alface.

Berinjela e limão - Suco combinado (1 berinjela e 1 limão para 500 ml de água). Beber 250 ml pela manhã, em jejum. Após ingerir o suco, permaneça em jejum por mais 30 minutos.

Beterraba, cenoura e pepino - Suco combinado. Beba 250 ml pela manhã, em jejum. Após ingerir o suco, permaneça em jejum por mais 30 minutos.

Cebola - Para aliviar a dor, massageie as partes afetadas com suco de cebola aquecido.

Salsa e Tomate - Suco combinado (4 tomates médios para 20 g de salsa). Beba 250 ml, 30 minutos antes do almoço.

Frutas

Laranja – Faça refeições exclusivas 4 vezes por semana.

Maçã - Faça refeições exclusivas 3 vezes por semana.

Melancia - Dieta exclusiva de 1 dia por semana. Durante a dieta, manter repouso.

Melão - Dieta exclusiva de 1 dia por semana. Durante a dieta, manter repouso.

Plantas

Aroeira - Chá da casca (30 g para 1 litro de água). Lave as partes afetados com o chá quente o quanto possa suportar, durante 15 minutos.

Ipê-roxo (Ipê-preto) - Chá da casca (50 g para 1 litro de água). Lave as partes afetadas com o chá o mais quente possível, sem se queimar, durante 15 minutos.

Linhaça – Faça compressas com óleo de linhaça quente.

Sassafrás (Canela) - Chá da raiz (20 g para 1 litro de água). Beba 5 xícaras ao dia.

Outros tratamentos

Geoterapia – Faça uma compressa de argila com cebola ralada na região lombo-ventral, com duração de 2 horas.

ASMA

Sintomas: Dificuldade respiratória, tosse, chiado e aperto no peito. Ataques de vários sintomas podem ocorrer subitamente ou gradualmente. Às vezes, há tosse persistente com escarro espesso, podendo ser de cor clara ou amarela. Há uma sensação de asfixia.

TRATAMENTOS

Hortaliças

Abóbora - Xarope de sementes descascadas (60 g de sementes, 40 g de mel e 1 xícara de água). Bata tudo no liquidificador e adicione 25 gotas de própolis. Beba 1 colher de chá 5 vezes ao dia.

Alho - Amasse 4 dentes de alho, adicione o suco de 2 limões e 15 gotas de própolis. Beba 3 colheres de chá 4 vezes ao dia.

Couve - Chá das folhas (30 g para 1 litro de água). Adoce com mel de abelhas e beba 4 xícaras ao dia.

Frutas

Banana-maçã - Nódoa da bananeira. Corte a bananeira e apare com um copo a nódoa que escorre. Ferva e adoce com mel de abelhas. Beba frio 3 colheres de sopa 4 vezes ao dia.

Jaca - Chá da raiz da jaqueira (10 g de raiz para 500 ml de água). Beba 3 xícaras ao dia (para cada xícara, adicione 10 gotas de própolis).

Maçã - Corte 4 maçãs em fatias, disponha em uma fôrma e cubra com mel de abelhas. Leve ao forno brando até obter uma calda espessa. Consuma ainda morno.

Plantas

Alfazema - Chá das folhas (15 g para 1 litro de água). Tomar 3 xícaras ao dia.

Cardo-santo - Chá das folhas (30 g para 1 litro de água). Tomar 4 xícaras ao dia.

Eucalipto – Faça uma inalação com chá das folhas (40 g para 1 litro de água).

Gengibre - Chá da raiz (20 g para 1 litro de água). Beba 4 xícaras ao dia.

Outros tratamentos

Geoterapia – Faça uma compressa de argila na região lombo-ventral, com duração de 90 minutos.
Hidroterapia – Faça um banho vital com duração de 20 minutos.
- Faça uma inalação de chá de eucalipto (50 g para 1 litro de água) 2 vezes ao dia.

AZIA

Sintomas: Sensação de ardor ou queimação no estômago ou no peito.

TRATAMENTOS

Hortaliças

Alface - Suco das folhas e talos. Tome 1 xícara, 30 minutos antes do almoço.

Batata - Suco (rale as batatas cruas e esprema com um pano fino). Beba 1 xícara, 3 vezes ao dia (30 minutos antes das refeições), ou sempre que sentir a queimação.

Dente-de-leão - Chá (20 g para 1 litro de água). Beba 3 xícaras ao dia, antes das refeições.

Frutas

Caqui – Faça refeições exclusivas 2 vezes por semana.

Maçã – Faça refeições exclusivas 2 vezes por semana.

Mamão – Faça refeições exclusivas 2 vezes por semana.

Melão – Faça refeições exclusivas 2 vezes por semana.

Melancia – Faça refeições exclusivas 2 vezes por semana.

Plantas

Erva-doce (funcho) - Chá das sementes e folhas (15 g para 1 litro de água). Beba 3 xícaras ao dia, adoçado com mel de abelhas.

Erva-cidreira - Chá das folhas (20 g para 1 litro de água). Beba 3 xícaras ao dia, adoçado com mel de abelhas.

Hortelã - Chá das folhas (20 g para 1 litro de água). Beba 3 xícaras ao dia, adoçado com mel de abelhas.

Poejo - Chá das folhas (20 g para 1 litro de água). Beba 3 xícaras ao dia, adoçado com mel de abelhas.

Outros tratamentos

Geoterapia – Faça uma compressa de argila com cebola ralada na região do ventre.
- Utilize a argila para uso interno.
Hidroterapia – Faça um banho de assento com duração de 20 minutos, 2 vezes ao dia.

BRONQUITE

Sintomas: Tosse e mucosas, dor no peito (e possivelmente costas), febre, dor de garganta e dificuldade respiratória. Podem ocorrer calafrios e agitação.

TRATAMENTOS

Hortaliças

Agrião - Xarope das folhas e talos (500 g de agrião, 300 g de mel e 300 ml de água). Leve ao fogo e mexa enquanto ferve. Beba 1 colher de sopa, 4 vezes ao dia.

Beterraba - Corte a beterraba em rodelas finas, disponha-as em um recipiente de boca larga, cubra com açúcar mascavo e deixe em repouso durante 10 horas. Beba 3 colheres de sopa, 5 vezes ao dia.

Couve - Chá das folhas (80 g para 1 litro de água). Adicione suco de 1 limão e mel de abelhas. Beba morno, 3 xícaras ao dia.

Nabo - Corte o nabo em rodelas finas, disponha-as em um recipiente de boca larga, cubra com açúcar mascavo e deixe em repouso durante 10 horas. Beba 3 colheres de sopa, 5 vezes ao dia.

Frutas

Abacaxi - Corte o abacaxi em pedaços, adicione 1 xícara de mel de abelhas e cozinhe em fogo brando até obter uma calda espessa. Tomar 4 colheres de sopa, 3 vezes ao dia.

Mamão - Descasque 1 mamão de tamanho médio, corte ao meio, retire as sementes e coloque 6 colheres de mel de abelhas. Leve ao forno por 20 minutos. Depois de esfriar, beba 3 colheres de sopa, 4 vezes ao dia.

Manga - Cozinhe mangas com mel de abelhas até obter uma calda espessa. Depois de frio, beba 2 colheres de sopa, a cada hora.

Plantas

Eucalipto - Chá das folhas (20 g para 1 litro de água). Beba 4 xícaras ao dia.

Gengibre - Chá da raiz (20 g para 1 litro de água). Beba 4 xícaras ao dia.

Guaco - Chá das folhas (20 g para 1 litro de água). Beba 3 xícaras ao dia.

Violeta - Chá usando toda a planta (20 g para 1 litro de água). Beba 3 xícaras ao dia.

Outros tratamentos

Geoterapia – Faça uma compressa de argila na região lombo-ventral, com duração de 2 horas.

Hidroterapia – Faça um banho vital com duração de 20 minutos.
- Faça uma inalação com chá de eucalipto, camomila, cebola e sal (80 g para 1 litro de água) 2 vezes ao dia.

CALOS NOS PÉS E MÃOS

Sintomas: Pressão e fricção provocam calos no fundo e laterais dos pés. Eles também podem se formar nas mãos e mesmo sobre os cotovelos e joelhos.

TRATAMENTO

Hortaliças

Alho - Amasse 3 dentes de alho e deixe de molho durante 6 horas. Fazer fricções locais.

Berinjela – Faça fricções locais com suco de berinjela.

Tomate - Aplique à noite cataplasma com rodelas de tomate. Retire somente pela manhã.

Frutas

Caju – Faça fricções locais com nódoa de castanha de caju.

Figo – Faça fricções locais com leite de figo e das folhas da figueira.

Mamão – Faça fricções locais com leite de folhas de mamoeiro.

Plantas

Saião – Faça fricções locais com o suco das folhas.

CASPA

Sintomas: Um grande número de glândulas sebáceas é encontrado na face e couro cabeludo. O sebo lubrifica o cabelo e o couro cabeludo para manter ambos macios e flexíveis. Excesso de sebo pode formar a caspa. A caspa é uma cobertura de pele morta que impede que novos fios de cabelos cresçam, pois não podem romper a pele morta. Como resultado, existe uma descamação de células do couro cabeludo. Pode ou não ser acompanhada de coceira.

TRATAMENTO

Hortaliças

Couve - Sumo das folhas. Faça fricções no couro cabeludo, 2 vezes ao dia.

Tomate - Suco puro. Faça fricções no couro cabeludo em dias alternados.

Frutas

Abacate – Leve ao forno a polpa da fruta, esprema com um pano fino e limpo. Com o óleo, faça fricções no couro cabeludo 2 vezes ao dia.

Figo - Amasse 3 figos secos e acrescente o suco de 2 limões, 1 cebola média ralada e um pouco de sal. Bata no liquidificador. Coe e faça fricções no couro cabeludo 2 vezes ao dia.

Limão - Suco puro. Faça fricção no couro cabeludo diariamente.

Plantas

Babosa - Polpa das folhas. Faça fricções no couro cabeludo 2 vezes ao dia.

Carqueja - Chá das folhas (20 g para 1 litro de água). Beba 4 xícaras ao dia.

Outros tratamentos

Geoterapia – Faça uma compressa de argila na região do ventre, com duração de 2 horas.

Hidroterapia – Faça um banho escalda-pés 3 vezes por semana.

CATARRO (EXCESSO DE MUCO)

Sintomas: Secreção nasal, dores de cabeça, gotejamento nasal, dor de garganta, sinusite, gastrite e problemas respiratórios.

TRATAMENTOS

Hortaliças

Agrião - Suco diluído em água. Beba 250 ml, de manhã em jejum, adoçado com mel de abelhas.

Aipo - Chá das folhas (40 g para 1 litro de água). Beba 4 xícaras ao dia. Acrescente 10 gotas de própolis a cada xícara.

Cebola - Bata no liquidificador 3 cebolas médias, 4 dentes de alho, suco de 3 limões e um pouco de sal. Coe e acrescente 20 gotas de própolis. Beba 3 colheres de sopa, 4 vezes ao dia.

Frutas

Abacate - Chá das folhas do abacateiro (30 g para 1 litro de água). Beba morno e adoçado com mel de abelhas, 4 xícaras ao dia.

Maçã - Chá da fruta (4 maçãs para 1 litro de água). Corte em pedaços e ferva por 10 minutos. Retire as maçãs e beba 1 xícara 2 vezes ao dia, quente e adoçado com mel de abelhas.

Uva – Faça refeições exclusivas 3 vezes por semana.

Plantas

Artemísia - Chá das folhas (20 g para 1 litro de água). Beba 4 xícaras ao dia.

Eucalipto - Chá das folhas (20 g para 1 litro de água). Beba 4 xícaras ao dia, adoçado com mel de abelhas.

Hortelã - Chá das folhas (20 g para 1 litro de água). Beba 4 xícaras ao dia, adoçado com mel de abelhas.

Malva - Chá das folhas (20 g para 1 litro de água). Beba 3 xícaras ao dia, adoçado com mel de abelhas.

Poejo - Chá das folhas (20 g para 1 litro de água). Tomar 3 xícaras ao dia, adoçado com mel de abelhas.

Outros tratamentos

Hidroterapia – Faça inalação com chá de eucalipto (100 g para 1 litro de água) 2 vezes ao dia.

CIRROSE DO FÍGADO

Sintomas: Desarranjo abdominal, febre, diarreia ou constipação, fraqueza, perda de peso, mau apetite, vômitos, fígado aumentado. Possível aparecimento de icterícia. Aparecimento de veias ao longo do abdômen, especialmente sobre o umbigo e em todo o corpo perto do diafragma. Aparecimento de veias alargadas no reto, intestino, estômago e esôfago.
Em fases posteriores, anemia, edema e equimose, devido à hemorragia sob a pele.

TRATAMENTO

Hortaliças

Agrião - Suco diluído em água. Beba 250 ml pela manhã, em jejum.

Cebola - Chá (100 g de cebola para 1 litro de água). Beba 4 xícaras ao dia.
- Consuma salada crua de cebola, temperada com azeite de oliva, limão e sal.

Couve - Suco diluído em água. Beba 1 xícara de manhã, em jejum.

Frutas

Mamão – Faça refeições exclusivas 3 vezes por semana.

Melancia – Faça refeições exclusivas 3 vezes por semana.

Melão – Faça refeições exclusivas 3 vezes por semana.

Plantas

Carqueja - Chá das folhas (20 g para I litro de água). Beba 4 xícaras ao dia.

Losna – Beba a água das folhas maceradas (10 g para I litro de água). Beba 2 xícaras ao dia.

Picão - Chá das folhas (20 g para I litro de água). Beba 4 xícaras ao dia.

Outros tratamentos

Geoterapia – Faça uma compressa de argila na região do ventre, com duração de 2 horas.

Hidroterapia – Faça um banho de escalda-pés 2 vezes por dia, com duração de 20 minutos.
- Faça uma compressa com chá de camomila, carqueja e picão, sobre a região do fígado (100 g de ervas para 1 litro de água). Substituir a cada 20 minutos.

CÓLERA

Sintomas: Poucas horas ou dias depois de contrair a doença, há o aparecimento de dores (ou câimbras) súbitas nas costas, pernas ou braços. Muitas vezes há vômitos. Boa quantidade de fluido é perdida e a pessoa torna-se extremamente sedenta e a pele fica seca. As fezes tornam-se finas, pequenas, esbranquiçadas e com pouca massa. Alguns casos de cólera são muito leves e têm poucos sintomas, exceto a diarreia.

TRATAMENTOS

Hortaliças

Alho - Amasse 2 dentes de alho, deixe-os de molho durante 3 horas. Beba 3 xícaras ao dia.
- Inclua alho cru nas refeições.

Cebola - Suco diluído em água e suco de limão. Beba 250 ml de manhã, em jejum.

Frutas

Goiaba - Chá das folhas da goiabeira (30 g para 1 litro de água). Beba 4 xícaras ao dia.

Laranja – Faça refeições exclusivas 3 vezes por semana.

Maçã – Insira nas refeições 3 vezes por semana.

- Cozinhe as maçãs e tome o caldo do cozimento.

Pitanga - Chá das folhas da pitangueira (20 g para 1 litro de água). Beba 4 xícaras ao dia.

Plantas

Pó-de-mico - Chá da raiz (15 g para 1 litro de água). Beba 4 xícaras ao dia.

Tejuco - Chá das folhas (20 g para 1 litro de água). Beba 4 xícaras ao dia.

Outros tratamentos

Hidroterapia – Faça compressas de gelo na região do ventre a cada 2 horas, com duração de 15 minutos.

COLESTEROL

Sintomas: Não são conhecidos sintomas físicos do excesso de colesterol. Este só é detectado por análises sanguíneas que detectem o grau de LDL (mau colesterol) e HDL (bom colesterol).

TRATAMENTOS

Hortaliças

Alcachofra - Cozinhe 2 alcachofras e beba o caldo do cozimento.

- Inclua alcachofras na alimentação na forma de saladas.

Berinjela - Suco diluído em água e limão. Beba 250 ml de manhã, em jejum.

- Incluir berinjela na alimentação, crua ou cozida, em saladas.

Cebola - Suco diluído em água. Tomar 1 xícara, 2 vezes ao dia.

- Inclua cebola na alimentação em saladas cruas, temperadas com limão, alho e azeite de oliva.

Cenoura - Suco puro. Beba 250 ml 30 minutos antes das refeições.

Jiló - Suco diluído em água e limão. Beba 250 ml de manhã, em jejum.

Frutas

Maçã – Faça refeições exclusivas 3 vezes por semana.

Mamão – Faça refeições exclusivas 3 vezes por semana.

Pera – Faça refeições exclusivas 3 vezes por semana.

Plantas

Carqueja - Chá das folhas (20 g para 1 litro de água). Beba 4 xícaras ao dia.

Erva-doce (Funcho) - Chá das folhas (20 g para 1 litro de água). Beba 4 xícaras ao dia. Não adoce.

Jurubeba - Chá dos frutos (30 g para 1 litro de água). Beba 4 xícaras ao dia.

CONJUNTIVITE

Sintomas: A membrana mucosa da parte interna da pálpebra torna-se inflamada. Os olhos podem parecer inchados e injetados de sangue e ficam muitas vezes irritados e coçando. Se houver pus, as pálpebras frequentemente ficam coladas depois de terem sido fechadas por um período de tempo.

TRATAMENTO

Hortaliças

Alface - Chá dos talos (80 g para 1 litro de água). Lave os olhos com o chá morno.

Cenoura - Suco puro. Lave os olhos e fazer compressa com o suco morno.
- Beba 250 ml do suco de manhã em jejum.

Salsa - Macere as folhas e faça uma compressa local.

Frutas

Maçã - Suco puro. Lave os olhos com o suco e faça uma compressa com maçã ralada.

Noz - Chá das folhas da nogueira (40 g para 1 litro de água). Lavar os olhos com o chá morno.

Plantas

Arruda - Macere as folhas e deixe-as de molho durante 4 horas. Lave os olhos com a água de arruda.

Camomila - Chá das folhas (60 g para 1 litro de água). Lave os olhos com o chá morno.

Outros tratamentos

Mel de abelhas - Dilua 2 colheres de mel em 250 ml de água e lave os olhos com a solução morna.

CORRIMENTO VAGINAL

Sintomas: O corrimento vaginal manifesta-se anormal quando se torna mais abundante, com cor branca ou amarelo-esverdeada e com um odor intenso e incômodo. O corrimento geralmente aparece associado a sintomas locais como comichão, ardor ao urinar e dor durante as relações sexuais.

TRATAMENTOS

Hortaliças

Batata e Cebola - Cozinhe batatas juntamente com cebolas e beba 1 xícara do caldo do cozimento 3 vezes ao dia.

Chicória - Suco diluído em água. Beba 250 ml de manhã em jejum.

Couve - Suco diluído em água. Beba 250 ml 2 vezes ao dia.

Frutas

Melão – Faça refeições exclusivas 3 vezes por semana.

Romã - Chá da casca (50 g para 1 litro de água). Beba 4 xícaras ao dia.

Limão - Suco puro. Beba 250 ml 4 vezes ao dia.

Plantas

Alfazema - Chá das folhas (20 g para 1 litro de água). Beba 4 xícaras ao dia.

Eucalipto - Chá das folhas (20 g para 1 litro de água). Beba 4 xícaras ao dia.

Losna - Chá das folhas (1 0 g para 1 litro de água). Beba 4 xícaras ao dia.
- Faça uma compressa quente com as folhas do chá, na região genital.

Outros tratamentos

Geoterapia – Faça uma compressa de argila na região genital e ventral, com duração máxima de 2 horas. Acrescente cebola ralada e carvão vegetal.

DIARREIA E DISENTERIA

Sintomas: Evacuação frequente, aguada e solta. Muitas vezes acompanhada de cólicas, dor abdominal, sede, súbita necessidade de eliminar, vômitos e possível febre.

TRATAMENTOS

Hortaliças

Aipo e salsa - Chá combinado (60 g para 1 litro de água). Beba 4 xícaras ao dia.

Batata – Consuma na forma de purê, temperado com sal e azeite de oliva.
- Beba o caldo do cozimento das batatas.

Cenoura – Consuma na forma de purê, temperado com sal e azeite de oliva.
- Beba o caldo do cozimento das cenouras.

Frutas

Abacate e goiaba - Rale o caroço de 1 abacate e torre bem. Faça chá com as folhas da goiabeira (40 g para 1 litro de água) e acrescente 1 colher de sopa de pó do caroço de abacate. Beba 1 xícara a cada 3 horas.

Banana - Cozinhe 2 bananas-maçã verdes em 1 litro de água. Beba 1 xícara a cada 3 horas. Faça refeições exclusivas de banana-prata 3 vezes por semana.

Maçã - Beba 250 ml de suco pela manhã, em jejum.
- Faça refeições exclusivas 3 vezes por semana.

Pitanga - Chá das folhas da pitangueira (60 g para 1 litro de água). Beba 4 xícaras ao dia.

Romã - Chá das flores secas e casca do fruto (50 g para 1 litro de água). Beba 4 xícaras ao dia.

Plantas

Camomila - Chá das folhas e flores (20 g para 1 litro de água). Beba 4 xícaras ao dia.

Carqueja - Chá das folhas (30 g para 1 litro de água). Beba 4 xícaras ao dia.

Poejo - Chá das folhas (30 g para 1 litro de água). Beba 4 xícaras ao dia.

ENXAQUECA

Sintomas: Dor em qualquer parte da cabeça.

TRATAMENTOS

Hortaliças

Cebola - Suco diluído em água. Beba 3 xícaras ao dia.

Repolho – Faça uma compressa na região da fronte, com folhas trituradas.

Frutas

Abacate – Faça uma compressa na fronte com chá das folhas do abacateiro (40 g para 1 litro de água).

Laranja - Beba 250 ml de suco de laranja puro, morno. Acrescentar 10 gotas de própolis.

Lima – Faça uma compressa na fronte com folhas de limeira bem amassadas.

Plantas

Alfazema - Chá das folhas (20 g para 1 litro de água). Beba 5 xícaras ao dia.
- Faça compressas na fronte com as folhas quentes.

Erva-cidreira - Chá das folhas e raízes (20 g para 1 litro de água). Beba 5 xícaras ao dia, adoçado com mel de abelhas.

Girassol - Chá das sementes torradas e trituradas (40 g para 1 litro de água). Beba 4 xícaras ao dia.

Guaraná - Chá com o pó (1 0 g para 1 litro de água). Beba 4 xícaras ao dia, adoçado com mel de abelhas.

Outros tratamentos

Hidroterapia – Faça um banho de escalda-pés antes de deitar-se, com duração de 20 minutos.

ESTRESSE, ANSIEDADE E NERVOSISMO

Sintomas: Depressão, ansiedade, irritabilidade, fadiga crônica, baixa tolerância ao estresse, esgotamento nervoso, insônia, ataques de pânico, incapacidade de relaxar, etc.

Outros sintomas são: aperto dos músculos do estômago que provocam náuseas ou problemas digestivos. Aumento da pressão sanguínea, palmas das mãos suadas, tiques nervosos, tremedeira. Músculos tensos, principalmente os do ombro.

Pouca concentração, dificuldade em reter informações, pensamentos negativos, perda do senso de humor.

TRATAMENTOS

Hortaliças

Alface - Chá dos talos (60 g para 1 litro de água). Beba 250 ml, 4 vezes ao dia. À noite, antes de deitar-se, beba morno, adoçado com mel de abelhas.

Alho - Amasse 3 dentes de alho e deixe de molho durante 6 horas. Beba 3 xícaras diariamente.

Frutas

Abacaxi – Faça refeições exclusivas 3 vezes por semana.

Ameixa – Faça refeições exclusivas 3 vezes por semana.

- Utilize ameixa seca juntamente com outras frutas doces ou semiácidas.

Laranja – Faça refeições exclusivas 3 vezes por semana.

Plantas

Arruda - Chá das folhas (15 g para 1 litro de água). Beba 2 xícaras ao dia.

Camomila - Chá das folhas e flores (20 g para 1 litro de água). Beba 5 xícaras ao dia.

Malva - Chá das folhas (20 g para 1 litro de água). Beba 5 xícaras ao dia.

Outros tratamentos

Geoterapia – Faça uma compressa de argila, alternadamente, na região lombo-ventral e na nuca, com duração de 2 horas.

Germe de Trigo - Beba 2 cápsulas de óleo após as refeições.

Hidroterapia – Faça um banho vital com duração de 20 minutos
- Faça um banho de imersão 3 vezes por semana.
- Faça uma fricção com toalha molhada de manhã ao despertar.

Levedo de Cerveja - Beba 2 cápsulas junto às refeições.

Mel de Abelhas - Beba 3 colheres de sopa de manhã e à noite.

FLATULÊNCIA

Sintomas: Sensação de saída de ar pelo ânus. Esta saída pode ser involuntária e provocar ruído e/ou mau odor.

TRATAMENTOS

Hortaliças

Agrião - Suco diluído em água. Beba 1 xícara, 3 vezes ao dia.

Cenoura - Suco puro. Beba 250 ml, 30 minutos antes do almoço.
- Consuma 1 ou 2 cenouras pequenas antes do almoço, mastigando bem.

Salsa - Chá usando as folhas e raízes (20 g para 1 litro de água). Beba 4 xícaras ao dia.

Frutas

Abacate - Chá das folhas do abacateiro (20 g para 1 litro de água). Beba 4 xícaras ao dia. Não adoce.

Maçã – Faça refeições exclusivas 3 vezes por semana.

Mamão - Chá das sementes (deixar secar, moer e adicionar água fervente). Beba morno, 1 xícara, em jejum.
- Faça refeições exclusivas 3 vezes por semana.

Uva - Beba suco de uva natural, 5 a 6 vezes por semana.
- Faça refeições exclusivas 3 vezes por semana.

Plantas

Alecrim-de-jardim - Chá das folhas (20 g para 1 litro de água). Beba 4 xícaras ao dia.

Erva-doce (Funcho) - Chá das sementes (10 g para 1 litro de água). Beba 4 xícaras ao dia.

Espinheira-santa - Chá das folhas (20 g para 1 litro de água). Beba 4 xícaras ao dia.

Losna - Chá das folhas e flores (1 0 g para 1 litro de água). Beba 3 colheres, das de sopa, a cada hora.

Outros tratamentos

Coalhada (iogurte natural) – Faça refeições exclusivas 3 vezes por semana.

Geoterapia – Faça uma compressa de argila na região do ventre com duração de 2 horas.

Hidroterapia - Beba 1 copo de água pura e fresca de manhã, em jejum.

Levedo de cerveja - Beba 2 cápsulas junto às refeições.

FRIEIRA

Sintomas: A frieira manifesta-se por uma inflamação dolorosa da pele, com coloração esbranquiçada, fria, insensível, com comichão, escamação, inchada e vermelha. Em casos mais graves, pode levar à formação de bolhas e dar origem a feridas.

TRATAMENTOS

Hortaliças

Alho - Amasse 3 dentes de alho e deixe de molho durante 5 horas. Lave as partes afetadas, friccionando-as, com a água de alho.

Batata - Cozinhe batatas apenas em água e lave as partes afetados com o caldo do cozimento, 2 vezes ao dia.

Nabo – Faça uma compressa local com nabo ralado, 3 vezes ao dia, com duração de 15 minutos.

Frutas

Amêndoa – Faça fricções locais com óleo de amêndoas.

Limão - Lave as partes afetadas com suco de limão diluído em água.

Maçã - Lave as partes afetadas com suco de maçã diluído em água.

Plantas

Carqueja - Chá das folhas (20 g para 1 litro de água). Beba 3 xícaras ao dia.

Urtiga - Chá para banhos locais (80 g para 1 litro de água). Lave as partes afetadas.
- Chá das flores (20 g para 1 litro de água). Beba 4 xícaras ao dia.

Outros tratamentos

Geoterapia – Faça uma compressa de argila na região lombo-ventral, com duração de 2 horas.
- Faça uma compressa local com duração de 1 hora.

Hidroterapia – Faça um banho de assento quente com chá de carqueja e samambaia (80 g para 1 litro de água), com duração de 20 minutos.
- Faça um banho local com salmoura quente.

FURÚNCULOS

Sintomas: Prurido, dor, inchaço local, muitas vezes sobre o couro cabeludo, nádegas, face ou embaixo dos braços. Dentro de 24 horas, uma bolha se torna vermelha e cheia de pus. Febre e inchaço das glândulas linfáticas mais próximas da bolha podem ocorrer.

TRATAMENTOS

Hortaliças

Abóbora – Faça um cataplasma local de abóbora crua ralada. Substitua a cada 3 horas.

Cebola – Faça fricções com suco de cebola crua ralada sobre os furúnculos.

Inhame – Faça um cataplasma local de inhame cru ralado. Substitua a cada 3 horas.
- Utilizar na alimentação cozido em vapor.

Frutas

Fruta-pão – Faça um cataplasma local do fruto aquecido. Substitua a cada 3 horas.

Plantas

Arnica - Chá das folhas (40 g para 1 litro de água). Lave as partes afetadas com o chá, 4 vezes ao dia.

Bardana - Chá usando toda a planta (20 g para 1 litro de água). Beba 3 xícaras ao dia.

Outros tratamentos

Azeite de oliva – Faça fricções locais com algodão embebido em azeite de oliva levemente aquecido.

Geoterapia – Faça uma compressa local de argila com cebola ralada, com duração de 2 horas.

GASTROENTERITE

Sintomas: Náuseas, vômitos, febre, diarreia, dor abdominal e dores musculares. Sintomas agudos geralmente duram de 24 a 72 horas.

TRATAMENTO

Hortaliças

Acelga - Chá das folhas (50 g para 1 litro de água). Beba 1 xícara, 1 hora antes das refeições.

Alface - Chá das folhas (60 g para 1 litro de água). Beba 4 xícaras ao dia.

Cebola – Consuma na forma de saladas cruas.
- Faça uma compressa local de cebola crua ralada, com duração de 1 hora.

Chuchu - Consuma chuchu cozido, com pouco tempero.

Frutas

Mamão - Mastigue 10 a 15 sementes de mamão diariamente.

Melão – Triture as sementes e misture com água e mel de abelhas. Beba 3 xícaras ao dia, morno.
- Faça refeições exclusivas 3 vezes por semana.

Pera – Faça refeições exclusivas 3 vezes por semana.
- Suco natural, sem açúcar. Substitua refeições (desjejum ou jantar) pelo suco, 4 vezes por semana.

Plantas

Bardana - Chá das folhas, flores e raízes (20 g para 1 litro de água). Beba 4 xícaras ao dia.

Maracujá-açú - Suco natural. Beba 250 ml, 4 vezes ao dia.

Tamarindo - Chá da polpa do fruto (50 g para 1 litro de água). Beba 5 xícaras ao dia.

Outros tratamentos

Geoterapia – Faça uma compressa de argila na região do ventre, com duração de 2 horas.

Hidroterapia – Faça uma compressa quente sobre o estômago com chá de camomila (80 g para 1 litro de água).
- Faça um banho de assento com duração de 20 minutos.

GENGIVITE

Sintomas: A gengivite manifesta-se por gengivas vermelhas, inchadas e sensíveis que podem sangrar durante a escovação.

TRATAMENTOS

Hortaliças

Agrião - Suco diluído em água. Beba 1 xícara pela manhã, em jejum.
- Para cortar hemorragias, amasse as folhas e talos, adicione água e faça bochechos.
- Inclua na alimentação na forma de saladas cruas.

Pepino - Suco diluído em água. Beba 3 xícaras ao dia.
- Inclua na alimentação na forma de saladas cruas.

Rabanete - Suco diluído em água. Beba 1 xícara, 30 minutos antes das refeições.

Frutas

Amora - Suco de amoras-pretas adoçado com 1 colher de mel de abelhas. Aqueça levemente e faça bochechos.

Manga - Chá das folhas da mangueira (preferir as mais novas). Faça bochechos com o chá levemente aquecido.

Romã - Chá da casca (30 g para 1 litro de água). Faça bochechos 2 vezes ao dia. Este chá é muito útil para fortalecer as gengivas.

Plantas

Guando - Chá das folhas (50 g para 1 litro de água). Faça bochechos 2 vezes ao dia.

Tanchagem - Chá das folhas (60 g para 1 litro de água). Faça bochechos 2 vezes ao dia.

GONORREIA

Sintomas: Em mulheres, os sintomas podem não aparecer. Quando aparecem, poderá ser um corrimento vaginal, micção frequente e dolorosa, sangramento menstrual anormal, inflamação aguda na zona pélvica e prurido retal. Os sintomas geralmente aparecem de 7 a 14 dias após o contato sexual. No homem, os sintomas são geralmente presentes, incluindo micção difícil e dolorosa, uma descarga de pus amarelo e mucosa do pênis. Os sintomas aparecem de 2 a 14 dias após o contato.

TRATAMENTOS

Frutas

Cajá - Chá da casca da cajazeira (50 g para 1 litro de água). Beba 5 xícaras ao dia. Acrescente 3 gotas de óleo de copaíba para cada xícara.

Melancia - Dieta exclusiva 2 dias por semana.

Melão - Dieta exclusiva 2 dias por semana.

Romã - Chá das flores secas e trituradas (30 g para 1 litro de água). Beba 3 xícaras ao dia.

Plantas

Barbatimão - Chá da casca (30 g para 1 litro de água). Beba 4 xícaras ao dia. Acrescentar 3 gotas de óleo de copaíba para cada xícara.

Cardo-santo - Chá das folhas e haste (30 g para 1 litro de água). Beba 4 xícaras ao dia. Acrescente 3 gotas de óleo de copaíba para cada xícara.

Salsa - Chá usando toda a planta (30 g para 1 litro de água). Beba 4 xícaras ao dia. Acrescente 3 gotas de óleo de copaíba para cada xícara.

HEMORROIDA

Sintomas: Queimação, dor, prurido, inflamação, inchaço, irritação, sangramento.

TRATAMENTOS

Hortaliças

Acelga - Chá das folhas (30 g para 1 litro de água). Beba 4 xícaras ao dia.
- Faça compressas locais com as folhas amassadas, em forma de pasta, 3 vezes ao dia.

Alface - Chá das folhas e talos (80 g para 1 litro de água). Beba 4 xícaras ao dia.
- Inclua salada de alface nas refeições.

Pepino – Faça compressa local com sementes amassadas, em forma de pasta. Acrescente um pouco de água. Renove a compressa a cada 30 minutos.

Repolho – Faça uma compressa das folhas amassadas, em forma de pasta, 3 vezes ao dia.
- Amasse folhas de repolho juntamente com água e beba 1 colher de sopa a cada hora.

Frutas

Banana – Faça uma compressa local com seiva da bananeira. Para extrair a seiva, faça um corte na bananeira e apare com um vasilhame.
Melão – Prepare um supositório com a polpa da fruta e utilize uma vez por dia.
Mamão - Suco diluído em água. Beba 250 ml a cada 2 horas e meia.

Plantas

Alecrim, boldo, camomila e carqueja - Chá combinado (40 g para 1 litro de água). Beba 1 xícara após o almoço.

Babosa – Prepare um supositório com a polpa das folhas e utilize uma vez por dia.

Cabelo-de-milho, cavalinha, chapéu-de-couro e quebra-pedra - Chá combinado (40 g para 1 litro de água). Beba 4 xícaras ao dia.

Cacaueiro - Aplique manteiga de cacau sobre as feridas, à noite ao deitar-se.

Outros tratamentos

Geoterapia – Faça uma compressa de argila na região lombo-ventral, com duração de 2 horas.

Hidroterapia – Faça um banho de assento com chá de camomila e assa-peixe (80 g para 1 litro de água), com duração de 20 minutos.
- Faça um escalda-pés com duração de 20 minutos.

HERPES

Sintomas: Tanto o herpes labial como o herpes genital são, geralmente, acompanhados de vermelhidão, bolhas pequenas e transparentes, ardor, prurido e comichão. No herpes labial, a lesão aparece nos lábios ou locais muito próximos; no herpes genital, a lesão surge ao nível da vagina e na glande.

TRATAMENTOS

Hortaliças

Agrião - Suco diluído em água. Beba 1 xícara, 2 vezes ao dia.
- Inclua na alimentação na forma de salada.

Berinjela - Amasse folhas frescas de berinjela e faça compressas locais. Renove a cada 30 minutos.

Pepino - Amasse sementes de pepino, adicione um pouco de água e faça compressas locais. Renove a cada 30 minutos.

Dente-de-leão - Suco diluído em parte igual de água. Beba 1 xícara pela manhã, em jejum.

Frutas

Pêssego - Amasse folhas de pessegueiro e faça compressas locais. Renove a cada 30 minutos.
- Faça refeições exclusivas 3 vezes por semana.

Melancia - Dieta exclusiva 2 dias por semana. Beba 250 ml de suco a cada 2 horas e meia.

Melão - Dieta exclusiva 2 dias por semana. Beba 250 ml de suco a cada 2 horas e meia.

Maçã - Dieta exclusiva 2 dias por semana. Consuma 1 maçã ralada a cada 2 horas e meia.

Plantas

Abóbora d'anta, alfavaca, raiz de urtiga e salsaparrilha – Chá combinado (40 g para 1 litro de água). Beba 2 xícaras ao dia.

Bardana - Chá das folhas, flores e raízes (20 g para 1 litro de água). Beba 5 xícaras ao dia.

Alecrim, camomila, cáscara sagrada e sálvia - Chá combinado (30 g para 1 litro de água). Beba 2 xícaras ao dia.

Outros tratamentos

Geoterapia – Faça compressa de argila na região lombo-ventral, com duração de 2 horas.
- Faça uma compressa local de argila com chá de arnica (60 g para 1 litro de água), com duração de 1 hora.

Hidroterapia – Faça um banho vital com duração de 20 minutos, 2 vezes ao dia.
- Faça um banho de vapor com essência de eucalipto.

Própolis - Aplique localmente pomada de própolis 2 vezes ao dia.

INSÔNIA, APNEIA DO SONO

Sintomas: Incapacidade de conciliar ao sono, noite após noite.

TRATAMENTOS

Hortaliças

Alface - Chá com folhas e talos (40 g para 1 litro de água). Beba frio, 250 ml 5 vezes ao dia. À noite, aqueça o chá, adoce com mel de abelhas e beba 1 xícara.

Alho - Amasse 1 dente de alho e deixe de molho em 250 ml de água durante 6 horas. Beba a água do alho durante o dia, dividida em 2 porções.

Cebola - Chá (50 g para 1 litro de água). Beba 1 xícara, 1 hora antes de deitar-se.

Frutas

Laranja - Chá das folhas da laranjeira (20 g para 1 litro de água). Beba 5 xícaras ao dia, adoçado com mel de abelhas.

Maracujá - Suco natural. Beba 250 ml 6 vezes ao dia, adoçado com mel de abelhas.

Plantas

Camomila - Chá das folhas (20 g para 1 litro de água). Beba 4 xícaras ao dia.

Erva-cidreira - Chá das folhas e raízes (30 g para 1 litro de água). Beba 4 xícaras ao dia.

Poejo - Chá das folhas (20 g para 1 litro de água). Beba 4 xícaras ao dia.

Outros tratamentos

Mel de Abelhas - Beba 2 colheres de sopa 30 minutos antes de deitar-se.

Geoterapia – Faça uma compressa de argila na região da nuca, com duração de 1 hora.

Hidroterapia – Faça uma fricção com toalha molhada, pela manhã ao despertar.

INFLAMAÇÃO NA BEXIGA

Sintomas: Provoca dor e ardor a urinar, aumento da frequência urinária geralmente de pequenas quantidades e acompanhada de sensação de esvaziamento incompleto, desconforto ou peso no baixo ventre, urina turva (suja) e algumas vezes mal cheirosa. Na próstata é onde muitas vezes se concentra a infecção, há desconforto na região do baixo ventre, dificuldade e ardor ao urinar e aumento da frequência das micções, com urina turva. Muitas vezes há febre elevada, arrepios e dores no corpo, confundindo-se com gripe ou infecção de outra origem.

TRATAMENTOS

Hortaliças

Acelga - Chá das folhas (30 g para 1 litro de água). Beba 4 xícaras ao dia.

Alho e limão - Amasse 5 dentes de alho médios e deixe-os de molho em água e suco de limão. Beba 250 ml, 2 vezes ao dia.

Berinjela - Suco diluído em água e limão. Beba 250 ml, 1 vez por dia.

Pepino - Suco diluído em água e limão. Beba 250 ml, 1 vez por dia.

Frutas

Abacaxi – Faça refeições exclusivas 3 vezes por semana.

Caqui – Faça refeições exclusivas 3 vezes por semana.

Maçã - Beba 250 ml de suco puro, de manhã, em jejum.

Melancia – Faça refeições exclusivas 3 vezes por semana.

Melão – Faça refeições exclusivas 3 vezes por semana.

Plantas

Beldroega - Chá das folhas (40 g para 1 litro de água). Beba 3 xícaras ao dia.

Carqueja - Chá das folhas (20 g para 1 litro de água). Beba 4 xícaras ao dia.

Cavalinha - Chá das folhas (20 g para 1 litro de água). Beba 3 xícaras ao dia.

Quebra-pedra - Chá das folhas e raízes (20 g para 1 litro de água). Beba 4 xícaras ao dia.

Outros tratamentos

Geoterapia – Faça uma compressa de argila com cebola ralada na região lombo- ventral, com duração de 2 horas.

Hidroterapia – Faça um banho de assento com chá de carqueja e cavalinha (100 g para 1 litro de água), com duração de 20 minutos, 3 vezes por semana.
- Faça um vapor local de chá de camomila e cavalinha (80 g para 1 litro de água), durante 10 minutos.

IMPOTÊNCIA SEXUAL

Sintomas: Incapacidade de manter o pênis ereto para ter uma relação sexual satisfatória.

TRATAMENTOS

Frutas

Melancia - Chá das sementes (30 g para 1/2 litro de água). Beba 4 xícaras ao dia.

Melão – Faça refeições exclusivas 3 vezes por semana.

Plantas

Alecrim - Chá das folhas (20 g para 1 litro de água). Beba 4 xícaras ao dia.

Catuaba - Chá da casca (30 g para 1 litro de água). Beba 4 xícaras ao dia.

Chapéu-de-couro - Chá das folhas (20 g para 1 litro de água). Beba 3 xícaras ao dia.

Feno-grego - Chá das sementes (50 g para 1 litro de água). Beba 4 xícaras ao dia.

Outros tratamentos

Geoterapia – Faça uma compressa de argila, alternadamente, na região lombo-ventral e na nuca, com duração de 2 horas.

Hidroterapia – Faça uma fricção com toalha molhada, pela manhã ao despertar.
- Faça um banho de sauna 2 vezes por semana.

LARINGITE, ROUQUIDÃO E AFONIA

Sintomas: Aspereza na garganta são os sintomas iniciais. A voz fica rouca e fraca ou é completamente perdida por um tempo (afonia). A perda da voz ocorre frequentemente, sem o acompanhamento de febre ou infecção.

TRATAMENTOS

Hortaliças

Cenoura - Rale 300 g de cenoura, adicione 1 litro de água e cozinhe durante 20 minutos. Coe, adoce com mel de abelhas e beba 3 colheres de sopa a cada hora.

Pepino - Suco adoçado com mel de abelhas. Beba 250 ml, 3 vezes ao dia.
- Faça compressas com polpa de pepino na região da garganta, com duração de 2 horas.

Frutas

Tomate – Faça gargarejos com suco de tomates verdes.

Banana - Extraia a nódoa da bananeira, aqueça, adoce com mel de abelhas e faça gargarejos a cada hora.

Maçã – Faça gargarejos com suco de maçãs, adoçado com mel de abelhas.

Plantas

Avenca - Chá das folhas (20 g para 1 litro de água). Beba 4 xícaras ao dia.

Camomila - Chá das folhas e flores (20 g para 1 litro de água). Beba 4 xícaras ao dia.

Hortelã - Chá das folhas (20 g para 1 litro de água). Beba 4 xícaras ao dia, adoçado com mel de abelhas.

Tanchagem – Faça gargarejos com o chá das folhas (20 g para 1 litro de água).

Outros tratamentos

Mel de Abelhas - Beba 3 colheres de sopa, 3 vezes ao dia.

MALÁRIA

Sintomas: Arrepios podem ocorrer por várias horas, seguidos de bastante suor a cada 1 a 3 dias.

TRATAMENTOS

Hortaliças

Alcachofra - Ferva 1 alcachofra em 1 litro de água durante 40 minutos. Beba 1 xícara do caldo a cada 2 horas durante 8 dias. Suspenda o uso durante 15 dias e volte ao tratamento, até a cura da doença.

Alho - Beba água de alho. Amasse 5 dentes de alho e deixe de molho durante 6 horas. Coe e beba, 6 vezes ao dia.
- Utilize alho cru nas refeições.

Salsa – Suco das folhas e talos. Beba 1 xícara, 3 vezes ao dia.

Frutas

Amora - Chá das folhas da amoreira (20 g para 1 litro de água). Beba 4 xícaras ao dia.

Limão - Suco diluído em água. Beba 1 xícara a cada 2 horas.

Pitanga - Chá das folhas da pitangueira (20 g para 1 litro de água). Beba 4 xícaras ao dia.

Melancia - Suco natural. Beba 250 ml, 4 vezes ao dia.
- Faça uma compressa com fatia de melancia sobre o abdome, para baixar a febre.

Plantas

Eucalipto - Chá das folhas (20 g para 1 litro de água). Beba 4 xícaras ao dia.

Girassol - Chá das flores e sementes (20 g para 1 litro de água). Beba 3 xícaras ao dia.

Tanchagem - Chá das folhas e pendões (20 g para 1 litro de água). Beba 4 xícaras ao dia.

Outros tratamentos

Geoterapia – Faça uma compressa de argila com cebola ralada na região lombo-ventral, com duração de 60 minutos.

Hidroterapia – Faça um banho de vapor com chá de eucalipto, carqueja e fel-da-terra (100 g para 1 litro de água).
- Faça um banho de assento, com duração de 20 minutos.

NÁUSEA

Sintomas: Náusea é a sensação involuntária de indução ao vômito. Pode acompanhar sensações de tontura, dores de cabeças, desequilíbrio, falta de apetite e mal-estar em geral.

TRATAMENTOS

Hortaliças

Abóbora - Consuma sementes de abóbora torradas e temperadas com sal.

Cebola - Suco diluído em água e combinado com limão. Beba 1 xícara ao primeiro sinal de náusea.

Frutas

Coco - Beba água de coco em abundância, principalmente nas manifestações de náusea.

Limão - Suco diluído em água. Beba 250 ml. Não adoce.

Plantas

Boldo - Macere as folhas e acrescente 250 ml de água. Beba 2 vezes ao dia.

Camomila - Chá das folhas e flores (20 g para 1 litro de água). Beba 4 xícaras ao dia.

Poejo - Chá das folhas (20 g para 1 litro de água). Beba 4 xícaras ao dia.

OTITE

Sintomas: A otite provoca dor de ouvido e pode causar febre, diminuição da audição e vômitos. Em crianças pode provocar irritabilidade, falta de apetite e diarreia.

TRATAMENTOS

Hortaliças

Abóbora – Leve ao forno flores de aboboreira e faça cataplasma quente na região externa do ouvido, com duração de 20 minutos.

Alho - Frite 2 dentes de alho em 2 colheres de sopa de azeite de oliva. Embebede um pedaço de algodão no azeite ainda morno e use-o para tapar o ouvido.

Salsa - Sumo das folhas e talos. Aqueça levemente, embebede um pedaço de algodão no sumo e use-o para tapar o ouvido.

Frutas

Amêndoa - Aqueça óleo de amêndoa, embebede um pedaço de algodão e use-o para tapar o ouvido.

Plantas

Bolsa-de-pastor - Sumo das folhas e talos. Aqueça levemente, embebede um pedaço de algodão no sumo e use-o para tapar o ouvido.

Trevo-cheiroso - Macere as folhas e aqueça-as no fogo. Faça um cataplasma quente na região externa do ouvido 2 vezes ao dia, com duração de 20 minutos.

Outros tratamentos

Azeite de oliva - Aqueça levemente, embebede um pedaço de algodão e use-o para tapar o ouvido.

PNEUMONIA

Sintomas: Febre, calafrios, dor nos músculos, tosse, dor de garganta, catarro sanguinolento, gânglios linfáticos do pescoço alargados, dor no peito, dificuldade respiratória e cianose (pele azulada das unhas devido à falta de oxigênio).
A pneumonia bacteriana caracteriza-se pela tosse seca no início e, depois, com a produção de um muco com coloração de ferrugem. A respiração torna-se rápida e difícil.

TRATAMENTOS

Hortaliças

Abóbora - Talos das folhas da aboboreira. Frite 100 g em azeite de oliva e aplique o cataplasma morno no peito, 3 vezes ao dia, com duração de 20 minutos.
Alcachofra - Cozida e temperada com azeite de oliva e sal. Consuma a alcachofra e beba o caldo do cozimento.

Quiabo - Folhas e flores do pé de quiabo maceradas. Acrescente azeite de oliva quente e aplique o cataplasma morno no peito, 3 vezes ao dia, com duração de 20 minutos.

Frutas

Banana (qualquer espécie) – Leve ao forno as bananas e consuma-as ainda mornas.
- Cozinhe as bananas em água. Beba o caldo do cozimento e consuma-as mornas.

Laranja - Suco natural. Beba 250 ml, 3 vezes ao dia, aquecido e adoçado com mel de abelhas. Acrescente 30 gotas de própolis.

Limão - Suco de limão diluído em água quente e adoçado com mel de abelhas. Beba 250 ml 2 vezes ao dia.

Maçã – Faça refeições exclusivas 3 vezes por semana.

Plantas

Eucalipto - Chá das folhas (30 g para 1 litro de água). Beba 4 xícaras ao dia.

Sabugueiro - Chá das folhas (30 g para 1 litro de água). Acrescente 1 cebola ralada. Beba 4 xícaras ao dia.

Outros tratamentos

Hidroterapia - Faça inalação do vapor do chá de eucalipto com sabugueiro, suco de limão e cebola ralada, 3 vezes ao dia, com duração de 15 minutos.

PRISÃO DE VENTRE

Sintomas: Desconforto abdominal, dor, acúmulo de gases, falta de apetite, alteração dos hábitos intestinais, distensão abdominal.

TRATAMENTOS

Hortaliças

Beterraba - Suco puro. Beba 250 ml 2 vezes ao dia.

Cenoura - Suco puro. Beba 250 ml 2 vezes ao dia.

Quiabo - Inclua quiabo na alimentação, cozido em vapor e temperado com azeite de oliva e sal.

Frutas

Abacaxi – Faça refeições exclusivas 2 vezes por semana.

Ameixa - Deixe ameixas secas de molho durante 6 horas. Em seguida, beba a água e consuma as ameixas.

Mamão – Faça refeições exclusivas 3 vezes por semana.

Manga – Faça refeições exclusivas 3 vezes por semana.

Plantas

Bardana - Chá das folhas, flores e raízes (20 g para 1 litro de água). Beba 4 xícaras ao dia, adoçado com mel de abelhas.

Chapéu-de-couro - Chá das folhas (30 g para 1 litro de água). Beba 5 xícaras ao dia, adoçado com mel de abelhas.

Sabugueiro - Chá das folhas (20 gramas para 1 litro de água). Beba 4 xícaras ao dia, adoçado com mel de abelhas.

Outros tratamentos

Geoterapia – Faça uma compressa de argila na região lombo-ventral, com duração de 2 horas.
- Faça uma fricção com toalha molhada na região do ventre.

Hidroterapia – Faça um banho de assento com chá de carqueja e bardana (80 g para 1 litro de água), com duração de 20 minutos.
- Beba 250 ml de água pura pela manhã, em jejum.

RESFRIADO COMUM

Sintomas: Inflamação geral da membrana mucosa das passagens respiratórias. Os sintomas incluem: irritações no nariz e garganta, lacrimejamento, febre, dores de cabeça, calafrios, dores musculares e perda temporária do olfato e paladar.

Um forte resfriado pode se formar devido à infecção aguda ou crônica, como a gripe aviária, gripe, amigdalite, sinusite, catarro bronquial, ou por um tipo similar de infecção por vírus. As crianças que frequentemente têm resfriados ou gripes podem ter disfunções da tireoide.

DIFERENÇAS ENTRE RESFRIADO E GRIPE

Como saber se é um resfriado forte ou gripe? Aqui está a diferença:

Dor de cabeça - proeminente em gripe, mas rara em resfriados.

Febre - frequente e repentina na gripe; rara em resfriados.

Fadiga - extrema em gripe e pode durar de 2 a 3 semanas; uma leve fadiga é sintoma nos resfriados.

Dores gerais - comuns e muitas vezes graves em gripe; ligeiras em resfriados.

Nariz escorrendo - ocasionalmente na gripe; comum em resfriados.

Tosse – comum na gripe, podendo se tornar grave; ligeira e moderada em resfriados.

Dor de garganta – ocorre às vezes em gripes; comum em resfriados.

TRATAMENTOS

Hortaliças

Alho - Bata no liquidificador 4 dentes de alho, 2 cebolas pequenas juntamente com o suco de 4 limões. Coe e tempere com azeite de oliva e sal. Beba 3 colheres das de sopa a cada hora. Acrescente 5 gotas de própolis para cada colher.

Cebola - Inclua cebola na alimentação, na forma de salada. Acrescentar alho e limão e temperar com azeite de oliva e sal.

Salsa - Extraia o sumo das folhas e talos, acrescente leite quente e mel de abelhas e beba 3 xícaras ao dia.

Frutas

Acerola - Suco diluído em água e adoçado com mel de abelhas. Beba 4 xícaras ao dia.

Laranja - Suco puro aquecido. Beba 250 ml, 4 vezes ao dia. Acrescente 10 gotas de própolis a cada copo.

Limão - Dilua o suco de 1 limão em um copo d'água e beba 4 vezes ao dia. Para adoçar, use mel de abelhas.

Plantas

Erva-cidreira - Chá das folhas (20 g para 1 litro de água). Beba 5 xícaras ao dia, adoçado com mel de abelhas.

Poejo - Chá das folhas (20 g para 1 litro de água). Beba 4 xícaras ao dia, adoçado com mel de abelhas.

Sabugueiro - Chá das folhas (20 g para 1 litro de água). Beba 3 xícaras ao dia.

Outros tratamentos

Geoterapia - Faça uma compressa de argila com cebola ralada na região lombo-ventral, com duração de 2 horas.

Hidroterapia - Faça um banho de assento com chá de eucalipto e carqueja (80 g para 1 litro de água), com duração de 20 minutos.
- Faça um banho escalda-pés com duração de 20 minutos.
- Faça uma inalação sobre chá de eucalipto (40 g para 1 litro de água), com cebola ralada e sal, com duração de 10 minutos.

RINITE

Sintomas: Rinite é a inflamação das fossas nasais, produzindo congestão nasal e aumento da secreção de muco. Quando uma pessoa bebe bastante água, pode haver mais coriza; quando não há muita ingestão de água, o nariz fica mais ressecado e entupido. Com isso, às vezes, se respira-se pela boca.

TRATAMENTOS

Hortaliças

Agrião - Suco das folhas e talos diluído em água. Aqueça e beba 250 ml à noite, antes de deitar-se, adoçado com mel de abelhas.

Alho - Torre 6 dentes de alho, inale a fumaça e deixe que a coriza escorra, esvaziando as cavidades da face.

Cebola - Faça uma compressa de cebola ralada nos locais atingidos, com duração de 30 minutos.

Frutas

Maçã - Faça refeições exclusivas 3 vezes por semana.

Laranja - Suco natural, adoçado com mel de abelhas. Beba 250 ml 4 vezes ao dia.
- Faça refeições exclusivas 3 vezes por semana.

Plantas

Buchinha-do-norte - Chá (20 g para 1 litro de água). Aspire pelas narinas e deixe que a coriza escorra, esvaziando as cavidades da face.

Eucalipto - Faça uma inalação sobre o vapor do chá de eucalipto (30 g para 1 litro de água).

Outros tratamentos

Hidroterapia - Faça um banho de sauna com vapor de eucalipto 2 vezes por semana, com duração de 15 minutos. Não é recomendável às pessoas que sofrem de pressão baixa.
- Faça um banho escalda-pés com carqueja na água quente, com duração de 20 minutos.

Mel de Abelhas - Mastigue pedaços de favos de mel.

SÍFILIS

Sintomas: Uma ferida aparece sobre a pele, na boca ou nos genitais. Ela é vermelha, indolor, dura, com bordas bem definidas, e aparece de 10 dias a 3 semanas após a exposição, com duração de poucos dias a várias semanas. Nas mulheres, por vezes desenvolve sobre o colo do útero e por isso não é reconhecida. Mais tarde, uma erupção cutânea e descamação aparecem na boca ou genitais. Essa erupção cutânea é um pouco avermelhada e com um pouco de manchas ou uma profusa produção de diversos tipos de manchas. A esta altura, a doença está bem estabelecida em todo o sistema. Posteriores fases ocorrem à medida que a doença piora. Paralisia, loucura e morte podem ser o resultado final.

TRATAMENTOS

Hortaliças

Alcachofra - Beba o caldo do cozimento.

Alho - Nas refeições principais, acrescente 3 dentes de alho.

Cebola - Inclua cebola na alimentação, na forma de salada.

Frutas

Jenipapo - Moa a polpa do jenipapo verde e faça um cataplasma local, 2 vezes ao dia, com duração de 1 hora. Suco diluído em água. Beba 2 xícaras ao dia.

Maçã - Faça refeições exclusivas 3 vezes por semana.

Plantas

Aroeira - Chá das folhas (20 g para 1 litro de água). Beba 4 xícaras ao dia.

Chapéu-de-couro - Chá das folhas (20 g para 1 litro de água). Beba 4 xícaras ao dia.

Copaíba - Faça a ingestão de 2 cápsulas do óleo, 3 vezes ao dia.

Nogueira - Chá da casca (20 g para 1 litro de água). Beba 3 xícaras ao dia.

SINUSITE

Sintomas: Dor facial, dor de ouvido, dor de cabeça, tosse seca, mau hálito, febre, perda do olfato e lacrimejamento e ardor nos olhos. Às vezes, resulta em um inchaço no rosto, nariz entupido e um muco espesso.

TRATAMENTOS

Hortaliças

Agrião - Suco das folhas e talos diluído. Aqueça e beba 250 ml à noite antes de deitar-se. Adoce com mel de abelhas.

Alho - Torre 6 dentes de alho, inale a fumaça e deixe que a coriza escorra, esvaziando as cavidades da face.

Cebola - Rale a cebola e aplique uma compressa com duração de 30 minutos, nos locais atingidos.

Frutas

Maçã - Faça refeições exclusivas 3 vezes por semana.

Laranja - Suco natural. Beba 250 ml, 4 vezes ao dia, adoçado com mel de abelhas. Acrescente 10 gotas de própolis.
- Faça refeições exclusivas 3 vezes por semana.

Plantas

Buchinha-do-norte - Chá (10 g para 1 litro de água). Aspire o chá e deixe que a coriza escorra, esvaziando as cavidades da face.

Eucalipto - Faça inalações sobre o vapor do chá de eucalipto (30 g de folhas para 1 litro de água).

Outros tratamentos

Geoterapia - Faça uma compressa de argila na região lombo-ventral com duração de 2 horas.

Hidroterapia - Faça um banho de assento com chá de carqueja e eucalipto (80 g para 1 litro de água), com duração de 20 minutos.
- Faça um banho vital com duração de 20 minutos.
- Faça um banho de sauna com vapor de eucalipto 2 vezes por semana, com duração de 15 minutos. Não é recomendável às pessoas que sofrem de pressão baixa.

Mel de Abelhas - Mastigue pedaços de favos de mel durante o dia.

TOSSE

Sintomas: Tosse frequente, quer produzindo catarro ou não.

TRATAMENTOS

Hortaliças

Agrião - Xarope de folhas e talos de agrião (200 g de agrião, 100 g de mel de abelhas e 300 ml de água). Leve ao fogo e mexa enquanto ferve. Beba 1 colher de sopa 4 vezes ao dia.

Beterraba - Corte beterrabas em rodelas finas, disponha-as em um recipiente de boca larga, cubra com açúcar mascavo e deixe em repouso durante 10 horas. Beba 3 colheres de sopa 5 vezes ao dia.

Couve - Chá das folhas (80 g para 1 litro de água). Adicione suco de 1 limão e mel de abelhas. Beba morno, 3 xícaras ao dia.

Nabo - Corte nabo em rodelas finas, disponha-as em um recipiente de boca larga, cubra com açúcar mascavo e deixe em repouso durante 10 horas. Beba 3 colheres de sopa 5 vezes ao dia.

Frutas

Ameixa (seca) - Descaroce 100 g de ameixas secas e leve ao forno por 10 minutos. Triture-as e acrescente 250 ml de água quente e 200 g de mel de abelhas. Beba 3 colheres de sopa 3 vezes ao dia.

Maçã - Corte 3 maçãs em pedaços, acrescente 200 g de mel de abelhas e leve ao forno até obter uma calda. Depois de frio, consuma as maçãs e a calda.
- Faça refeições exclusivas 3 vezes por semana.

Mamão - Suco natural adoçado com mel de abelhas. Aqueça e beba 250 ml 2 vezes ao dia.

Plantas

Alecrim - Chá das folhas (20 g para 1 litro de água). Beba 3 xícaras ao dia.

Alfazema - Chá das folhas (20 g para 1 litro de água). Beba 4 xícaras ao dia.

Copaíba - Faça a ingestão de 2 cápsulas de óleo de copaíba ao dia.

Erva-cidreira - Chá das folhas (20 g para 1 litro de água). Beba 4 xícaras ao dia, adoçado com mel de abelhas.

VERRUGAS

Sintomas: Existem três principais tipos de verrugas cutâneas:

1 – Verruga vulgar, benigna e contagiosa (viral) verruca vulgaris; chamada de verruga comum, pode ser encontrada nas mãos, braços, face ou corpo. Pode ser escura ou da cor da pele, pode variar em tamanho e, mais frequentemente, ocorre quando a pele está em atrito com roupas, etc. Pode ocorrer na laringe e produzir rouquidão. Na face, pode propagar-se ao fazer a barba.

2 – Verrugas Plantar: verrugas na sola do pé. São tumores epiteliais benignos, causado por um vírus.

3 – Verrugas genitais ou venéreas: podem ser encontradas na vulva e pênis. Verrugas venéreas são causadas pelo vírus do papiloma humano (HPV), existentes em mais de 35 tipos. Verrugas genitais em uma mulher podem transformar-se em câncer do colo do útero ou da área genital. O período de incubação de verrugas genitais geralmente é de 3 meses. Elas podem ser transmitidas por meio do vírus para outras pessoas pelo contato sexual. Os profissionais recomendam não ter relações sexuais até que esses tipos de verrugas sejam eliminados.
Com exceção das verrugas plantar, que são achatadas, verrugas são sempre levantadas, e em relevos no corpo. Quando existe contato constante, pode causar desconforto e até mesmo dor. Verrugas venéreas podem ser individuais ou em agrupamentos como uma couve-flor.

TRATAMENTOS

Hortaliças

Abóbora - Faça uma compressa local com a seiva de folhas da aboboreira, 3 vezes ao dia.

Alho - Amasse 3 dentes de alho (médios) e deixe de molho por 5 horas. Lave a região atingida com a água.

Frutas

Tomate - Faça um cataplasma local com polpa de tomate 5 vezes ao dia.

Banana - Friccione a região atingida com a parte interna da casca de banana.

Figo - Friccione a região atingida com a seiva das folhas e dos ramos da figueira.

Mamão - Friccione a região atingida com a seiva das folhas do mamoeiro.

Plantas

Celidônia - Friccione a região atingida com o sumo das folhas e da raiz.

Saião - Friccione a região atingida com o sumo das folhas.

Dicas para o uso consciente dos medicamentos naturais

Atente-se ao preparo das plantas conforme recomendações abaixo:

INFUSÃO: A infusão é preparada jogando-se água fervente sobre as partes ativas do vegetal, geralmente as folhas ou as flores. É o modo tradicional de preparar o chá. Deixe as plantas dentro da água quente por aproximadamente 10 minutos e depois filtre. A quantidade da erva varia segundo a espécie.

DECOCÇÃO: Na decocção, coloque a erva em água fria e, em seguida, aqueça até a ebulição em um recipiente fechado, deixando ferver por alguns minutos.

MACERAÇÃO: É um preparo que requer longa imersão. Coloque planta em água fria, cubra o recipiente e deixe repousar em lugar fresco durante uma noite.

BANHOS: O uso externo das ervas dá ótimos resultados em forma de banhos e complementa o tratamento interno. Prepare o decocto na dosagem recomendada e coloque na água do banho em bacia, balde ou banheira.

CATAPLASMAS: Usados externamente, os cataplasmas têm efeito calmante. Utilize ervas frescas, secas ou em forma de pasta. Estas são aplicadas diretamente sobre o lugar afetado entre dois panos bem limpos quentes ou frios.

COMPRESSAS: Após uma decocção forte e concentrada, podem ser mergulhados panos finos, retirando o excesso de líquido e aplicando na região afetada.

SUCO OU SUMO: Esprema as folhas da erva com um tecido limpo, fino e de algodão, ou bata no liquidificador, coando em seguida e diluindo em água.

INALAÇÃO: Coloque a erva em uma vasilha com água fervente. Use um funil de cartolina ou uma toalha sobre os ombros, a cabeça abaixada sobre a vasilha, para facilitar a inalação do vapor, que contém os princípios ativos.

REFEIÇÕES EXCLUSIVAS:
Para alcançar resultados satisfatórios por meio de refeições exclusivas, o tratamento deve ser mantido por 15 dias. Após este período, caso haja interesse em repetir o tratamento, deve-se fazer uma pausa de uma semana. A refeição exclusiva indica a necessidade de utilizar apenas uma espécie de alimento em determinada refeição. As refeições exclusivas são compostas exclusivamente por frutas mais agradáveis de serem ingeridas isoladamente. Para pessoas que realizam três refeições diárias, recomenda-se a refeição exclusiva no desjejum ou no jantar. Já quem tem o hábito de alimentar-se mais de três vezes por dia, pode optar entre o desjejum, a ceia da tarde e o jantar.

HIDROTERAPIA E GEOTERAPIA:
Os tratamentos hidroterápicos e geoterápicos têm duração curta. O objetivo é estimular a reação orgânica capaz de combater o mal. Por isso, em condições normais, devem ser aplicados durante no máximo 5 dias. Em casos excepcionais, e sob orientação de terapeuta especializado, os tratamentos podem prolongar-se por tempo maior.

Nunca troque um medicamento prescrito por uma planta medicinal indicada por amigos ou vizinhos. As plantas ajudam a preservar a saúde, mas podem fazer mal se usadas de modo errado. Siga corretamente o modo de preparo e uso.

Sempre consulte um médico.